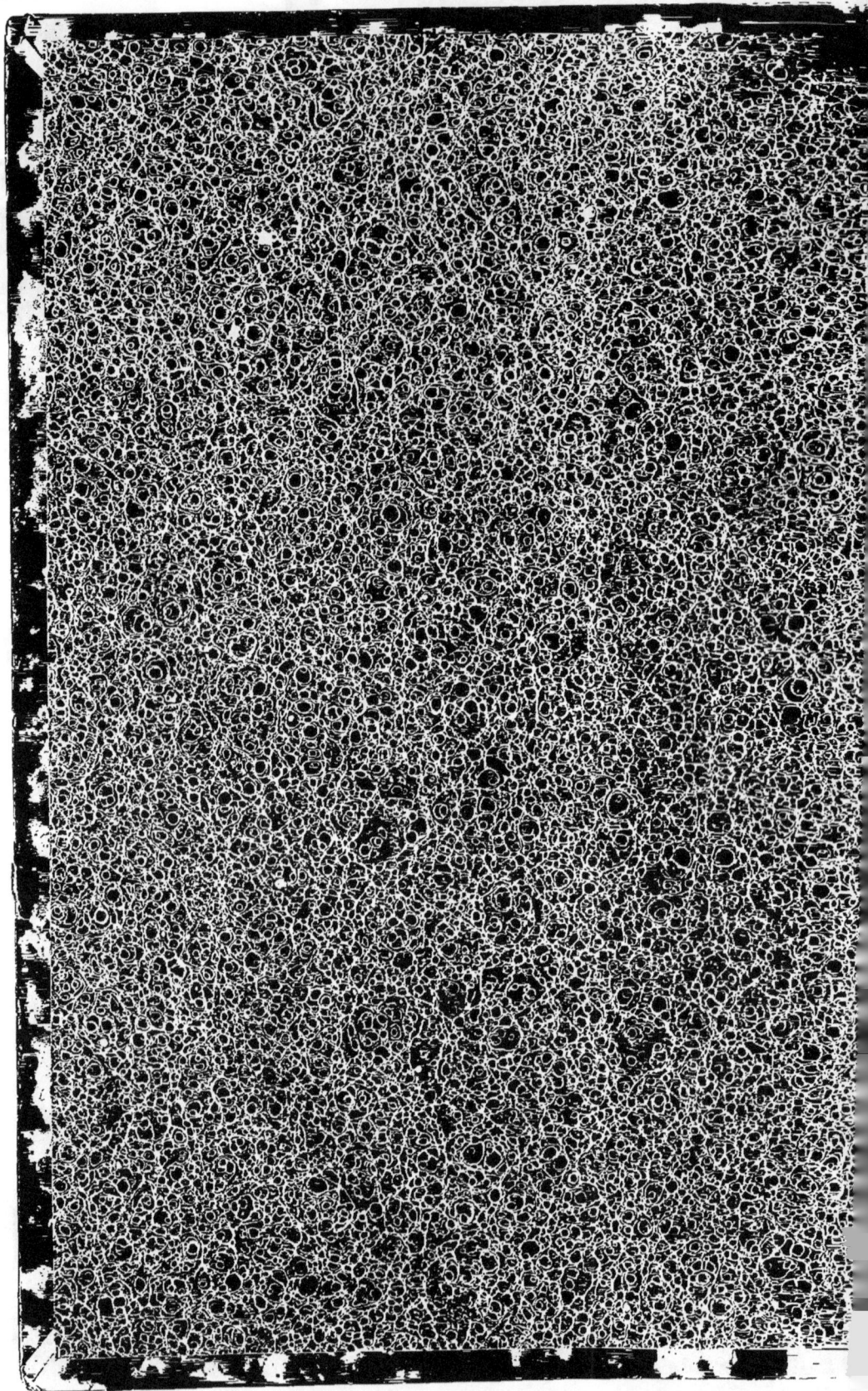

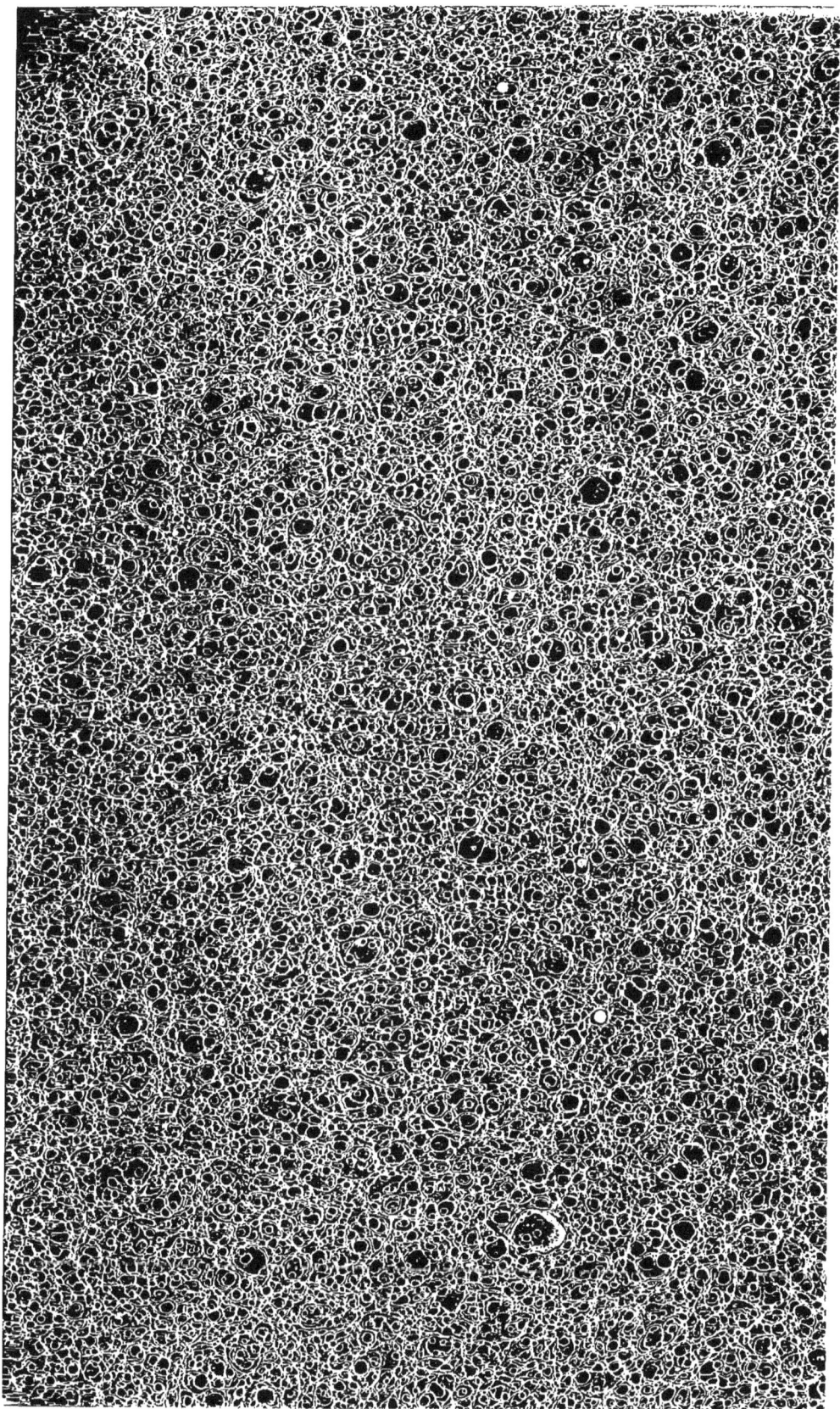

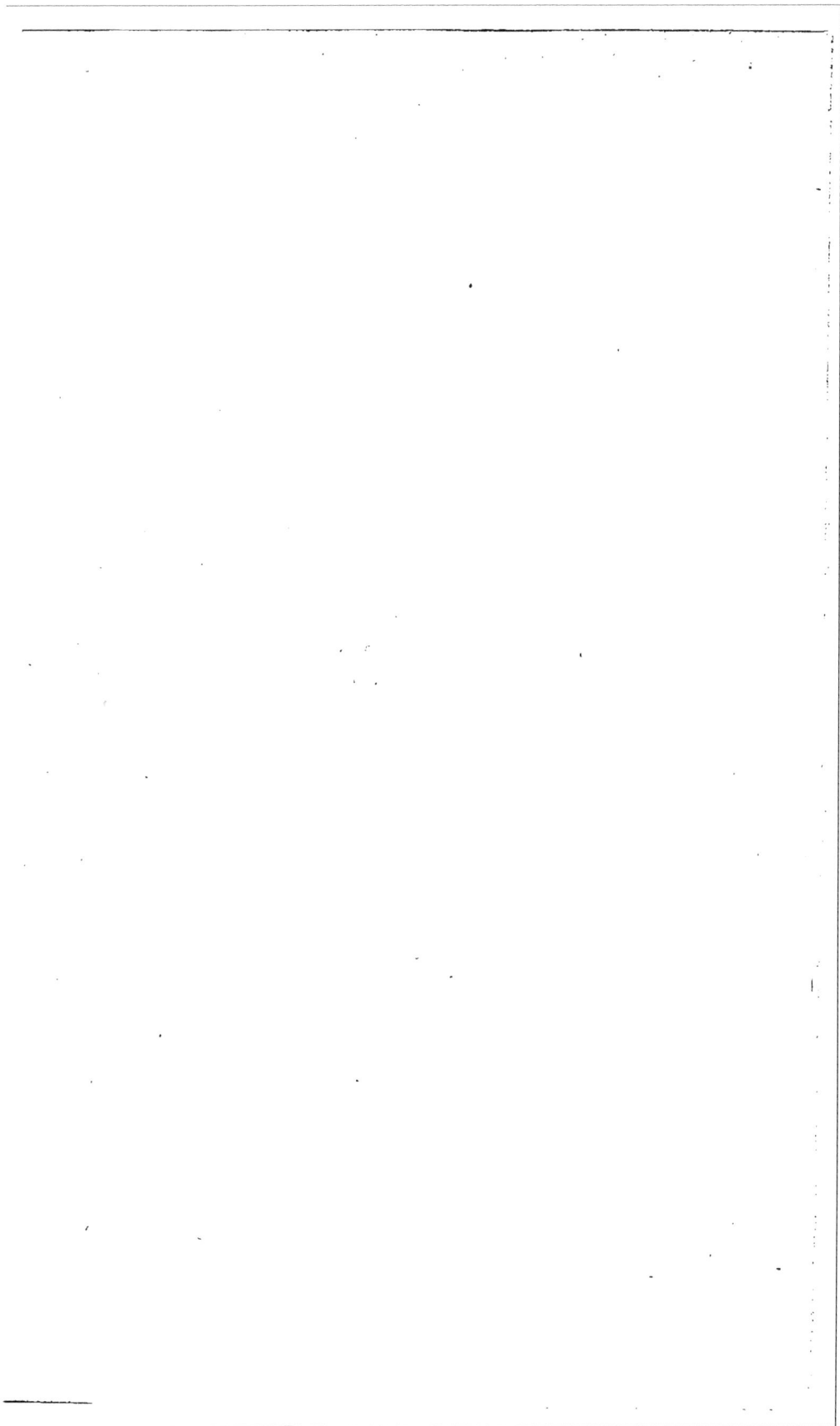

T.^б/123.

T.2660.
O.q.r.t.

DOCTRINE

MÉDICALE

DE LA

VIE UNIVERSELLE.

Digne. — Typographie de Mᵐᵉ Vᵉ A. Guichard.

FONDEMENS

DE LA

DOCTRINE

MÉDICALE

DE LA

VIE UNIVERSELLE,

PAR F. RIBES,

PROFESSEUR DE LA FACULTÉ DE MÉDECINE DE MONTPELLIER ; MEMBRE CORRESPONDANT
DE L'ACADÉMIE ROYALE DE MÉDECINE.

Tout vit, tout marche incessamment vers le
règne de l'Association et de l'Amour.

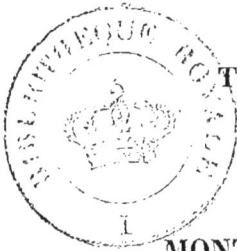

TOME I.

MONTPELLIER.

SEVALLE, — CASTEL, LIBRAIRES.

PARIS.

DEVILLE-CAVELLIN, LIBRAIRE,
10, Rue de l'École de Médecine.

1835.

ÉTUDES

SUR LES

THÉORIES MÉDICALES.

SECTION PREMIÈRE.

CHAPITRE PREMIER.

NÉCESSITÉ D'UNE THÉORIE EN GÉNÉRAL.

I. Je vais donner aux médecins des directions nouvelles ; je vais poser les bases d'une Doctrine médicale qui sera le point de départ d'une réorganisation de la Théorie et de la Pratique de notre Art.

Je parlerai à tous, mais principalement à ceux qui ont une vocation prononcée pour l'étude de la Physiologie de l'homme. Tous m'écouteront, quelle que soit l'opinion scientifique à laquelle ils appartiennent ; car je comprends les diverses opinions et je sais quelle est leur raison d'être.

Mais, d'abord, on me demande : « Tous ont-ils une opinion, et serait-il indispensable d'en adopter une?... Voyez combien il y a de médecins qui disent n'avoir point de système ; personne pourtant ne met en doute leur savoir et leur habileté pratique. Prouvez donc, avant de développer une nouvelle théorie médicale, premièrement, la nécessité d'en avoir une, et ensuite l'insuffisance de celles qui existent. Alors, seulement, nous serons disposés à vous entendre, et vous pourrez nous engager à embrasser votre Doctrine si elle mérite d'être préférée. »

J'accepte ce langage ; c'est celui des hommes qui cherchent de bonne foi la vérité, et qui ne pensent pas qu'il soit impossible d'agrandir le domaine de l'intelligence, de voir de mieux en mieux *ce qui est*.

II. Oui, sans doute, il est des médecins qui prétendent n'avoir pas besoin de *théorie* ; ce sont surtout des *praticiens*, et parmi eux des *empiriques*.

Un Empirique est celui qui dit : à telle maladie, tel remède. C'est un Praticien à qui l'expérience ayant appris qu'un moyen thérapeutique déterminé guérit une maladie donnée, l'emploie, à ce qu'il assure, sans raisonner, dès qu'il la rencontre. Est-il réellement des médecins qui puissent porter le nom d'empiriques ? Non, certes ; il nous serait complètement inutile d'apercevoir les ressemblances et les différences des objets, si dans tous les cas, même à partir de ceux où notre intelligence exerce le moins son activité, le raisonnement n'avait sa part.

En effet, un médecin empirique, avant d'administrer l'agent qui combat spécifiquement un état morbide, doit savoir : premièrement, si cet état n'est point accompagné de phénomènes qui lui sont étrangers ou qui ont une signification différente de ceux qui le caractérisent; secondement, si les traits de la maladie dont il connaît empiriquement la curation ne sont point trompeurs, c'est-à-dire, ne correspondent pas en réalité à une autre affection, n'ont pas un autre sens. Or, il est clair que dans ce travail, qui déjà est une espèce de *délimitation de nature*, travail de l'esprit essentiellement actif, le médecin se crée une *manière de voir*. En troisième lieu, il doit savoir que, dans les faits d'empirisme le moins douteux, dans le traitement de la fièvre intermittente par le quinquina, de la syphilis par le mercure, si le raisonnement n'a point de prise sur ce qu'est le mal et sur le mode d'agir des moyens thérapeutiques qui le combattent, ce n'est pas à dire, pour cela, qu'aucune circonstance relative à l'un ou à l'autre de ces objets ne soit de son ressort. N'est-il pas obligé de réfléchir sur le choix de la préparation mercurielle qui convient, sur les contre indications au mercure, au quinquina ? Ne distingue-t-il pas ces méthodes spécifiques, des autres méthodes spécifiques et perturbatrices, qui réussissent dans des cas semblables ? Quoiqu'il ne puisse qualifier d'une manière positive le mode d'agir d'aucune d'elles, il sait au moins qu'il n'est pas toujours le même.

Sans doute, si l'empirique emploie la saignée contre l'inflammation, c'est parce que l'expérience le lui a

appris ; mais, aujourd'hui, avant de la pratiquer il
dit : les symptômes que j'observe sont *inflammatoires* ;
il les qualifie, il se fait une *manière de voir* sur eux.
De plus, quoiqu'au fond nous ignorions comment
la saignée est utile dans l'inflammation, il est vrai
cependant que nous apprécions quelques-unes des
circonstances qui accompagnent son action ; qu'après
son administration, nous nous apercevons que les
phénomènes ont une signification différente de celle
qu'ils avaient avant. D'où il suit que nous *théorisons*
jusques dans les faits d'empirisme le plus grossier et
que, rigoureusement parlant, il n'y a point d'empirisme qui ne soit raisonné.

Le travail actif de l'esprit est d'autant plus évident,
le domaine de la théorie d'autant plus étendu, que
nous pouvons saisir un plus grand nombre de conditions productrices de l'affection morbide. Les médecins
ont tendu continuellement à mieux raisonner les résultats de l'expérience, c'est-à-dire, à faire de la
médecine une science véritable. Il n'est point en leur
puissance de ne pas le vouloir.

Que si quelques-uns d'entr'eux pensent être purement empiriques, ce n'est pas, comme vous voyez,
qu'ils agissent sans motifs ou qu'ils ne se rattachent
à aucun principe : cela est impossible ; seulement ils
ne se rendent pas compte des motifs de leur action,
ils obéissent *instinctivement* à une *manière de voir*
qui, pour un autre est *nettement formulée* : ils font
de la prose sans le savoir. Sans s'en douter, ils ont
des *croyances* médicales qui les soutiennent, des idées

plus ou moins générales dont le lien reste inaperçu
pour eux.

III. Il est des médecins qui reconnaissent le besoin
de *raisonner* leur empirisme, et qui pourtant se vantent
aussi de déposer toute *théorie* au lit du malade. Ceux-là
sont plus clairement en contradiction avec eux-mêmes.
Car, si *théorie* veut dire *manière de voir*, il est facile
de prouver qu'ils ne sauraient faire acte de praticien,
sans une manière de voir la maladie qu'ils veulent
traiter. Je crois qu'ils n'ont besoin que de mieux
s'expliquer les procédés qu'ils emploient habituelle-
ment, que de s'observer eux-mêmes au lit du malade.
Qu'y font-ils, en effet ? Ils groupent un certain nombre de phénomènes et disent : Voilà des symptômes
d'irritation, par exemple ; en d'autres termes, leur
donnent telle *signification*. Ils en rapprochent plusieurs
autres, qui, d'après eux, expriment, je suppose,
l'embarras des premières voies. Ils agissent en conséquence de cette double manière de les voir et du
raisonnement qu'elle renferme, et ils guérissent.
D'autres médecins, dans un cas semblable, qualifient
différemment les faits, se créent une mauvaise théorie
et sont conduits à une pratique vicieuse. Si les uns
et les autres s'étaient arrêtés à contempler les symptômes, s'ils ne les avaient pas convertis *en signes*, ils
n'auraient pas eu de motifs d'administrer des remèdes ; ils seraient restés les bras croisés devant leur
malade.

Or, maintenant, si quelques médecins, tout en

avouant qu'ils raisonnent l'empirisme, s'imaginent
n'avoir point de théorie ; c'est qu'ils sont à l'égard
des doctrines ou des théories les plus générales qui
embrassent toutes les théories secondaires, ce que
sont vis-à-vis des raisonnemens les plus immédiatement attachés à l'empirisme grossier, ces vieux praticiens, guérisseurs empiriques dont j'ai parlé. C'est
qu'ils n'ont pas la vue assez longue pour distinguer
que la théorie d'une maladie particulière se lie à la
théorie des maladies en général, en est une transformation ou spécialisation ; qu'elle tient même à l'ensemble de la science de l'homme sain et de l'homme
malade. Ceux-ci ont sans doute des principes plus
généraux que les précédens, quelques idées médicales
un peu mieux liées ; mais ils y obéissent aussi comme
on obéit à une croyance, sans s'en rendre un compte
exact : ils repoussent même le principe fondamental
lorsqu'on le formule devant eux. Les mots *Doctrine*
et *Système* les effrayent. De cela seul, que par nature
ils sont plutôt praticiens que théoriciens, ils écartent
ce qui les ramène à la science proprement dite, dont
ils sentent peu la nécessité. Toutefois, ils ont moins
de mépris pour elle, que les guérisseurs de la caté-
gorie précédente.

IV. Il est des médecins de très haut rang et dans
la situation d'esprit la plus élevée, qui saisissent
aussi toutes les occasions de jeter de la défaveur sur
l'esprit de Système, *sur les théories hypothétiques.*
Ils savent fort bien la valeur du mot Système ; mais

ils ont contre l'hypothèse, des préjugés qu'ils doivent à l'époque de critique dans laquelle ils ont vécu.

Ils sont assez savans pour comprendre en thèse générale que toute pratique suppose une théorie, et qu'une théorie n'est vraie que lorsqu'elle conduit à une bonne pratique ou qu'elle est sanctionnée au lit du malade. D'où il s'en suit que ce n'est qu'aux mauvaises théories qu'ils crient anathème. Mais toute théorie, jusqu'à ce qu'elle soit justifiée par les faits, sanctionnée par la pratique, est hypothétique. Les faits par eux-mêmes n'ont point de signification ; c'est nous qui la leur donnons, c'est nous qui les voyons à travers notre prisme.

Les médecins dont je parle, ne contestent pas que la connaissance du sens véritable d'un phénomène pathologique, et la conception d'une maladie particulière, se lient à celle des maladies en général ; que la physiologie de l'homme malade tienne à la physiologie de l'homme sain ; qu'en dernier résultat, la science toute entière soit dominée par l'idée qu'on s'est faite de l'*être* : en d'autres termes, que le sens que nous attachons au mot *je suis*, soit la base de toutes nos connaissances. Seulement il leur en coûte d'avouer l'indispensable nécessité d'adopter une manière de voir ce fait primitif, ou d'inventer une première hypothèse qui les résume toutes. Ils ont besoin de réhabiliter l'*hypothèse*, sans laquelle il n'y a ni théorie, ni pratique. L'hypothèse a jusqu'ici divisé les savans en deux partis : l'un *aime* l'hypothèse spiritualiste, l'autre l'hypothèse matérialiste. Et chacun de son côté s'applique incessamment à vérifier la sienne par des faits. Ainsi l'un et l'autre parti, qu'il le sache ou non, obéit à une *croyance*.

Que si vous parvenez à obtenir des médecins dont je m'occupe actuellement, qu'ils sont dans l'hypothèse comme tout le monde ; voici ce qui arrive, ou ils s'obstinent à vous imposer la supériorité de l'hypothèse qu'ils ont préférée ; ou bien, affectant tout-à-coup un grand scepticisme sur les causes premières, ils affirment n'accorder à leur conception fondamentale de l'*être*, qu'un intérêt médiocre, et font semblant de la modifier en changeant les termes qui les expriment. Et, par exemple, s'ils sont spiritualistes, ils mettent la lettre x à la place du mot *ame*, la lettre y à la place de *principe vital*. Ont-ils en cela altéré en aucune façon le principe ? Non, certes, la théorie et la pratique qui en découlent sont les mêmes. Le prétendu sceptique continue à subalterniser dans l'étude de l'homme sain et dans l'étude de l'homme malade, les faits *matériels* à ceux qui ne le sont pas, le *milieu* qui l'entoure, à ses pouvoirs actifs. Ce n'est pas là rester dans le doute, c'est montrer la crainte de laisser apercevoir qu'on fait deux entités de l'*ame* et de la *cause vitale*..... Que m'importe que vous disiez rester dans le doute sur le sens à donner à ces causes, si ce que vous faites ne s'en ressent pas ? Ce qui vous caractérise, c'est votre manière de voir l'*être*, sur laquelle vous ne sauriez demeurer dans le doute ; car, sans elle, les phénomènes n'ont point de signi-

fication et vous ne pourrez les coordonner pour organiser la science.

Amenés là, ces spiritualistes philosophes pensent
se mettre à l'abri des objections en répondant, que
si vous repoussez leurs dogmes fondamentaux, vous
êtes au moins obligés de reconnaître qu'il est une
somme de vérités acquises qu'aucun médecin ne peut
nier ; un certain nombre de canons pratiques, qui
constituent le fonds de la médecine : ils se retranchent
enfin dans l'empirisme, et passent presque condam-
nation sur la science générale. Or, je vous ai montré
ce que sont, en dernière analyse, les médecins qui
prennent ce titre : de près ou de loin, par instinct ou
avec conscience, ils relèvent d'une conception Doc-
trinale.

V. Que dire à l'École anatomique moderne, dont
la devise était : *medicina tota in observationibus* ; qui
criait à tue tête : des faits et rien que des faits ! Vous
lui direz, que les faits ne sont bons que parce qu'ils
servent à prouver quelque chose, c'est-à-dire, à vérifier une *conception* ou à l'infirmer. Il n'y a pas
long-temps, qu'à Paris, il n'était point permis à l'ob-
servateur qui racontait l'histoire d'une maladie, de
l'entourer des moindres réflexions. On se défiait tellement de la manière de voir de l'historien, qu'on
ne voulait de lui qu'un simple procès-verbal. Comme
si, dans une science pratique telle que la médecine,
il était possible de voir des faits sans leur donner un
sens ; comme si connaître n'est pas *combiner soi et*

les faits, comme si pour avoir une idée, nous pouvons faire autrement que nous unir activement, en tant qu'être pensans, avec ce qui n'est pas nous !

Qu'est-il arrivé ? Ceux même qui voulaient des observations dégagées de toute espèce de théorie, ont reconnu qu'ils étaient dans l'illusion. L'exposé seul des faits chez ceux qui pensent s'être abstenus de les interpréter, prouve que c'est vainement qu'ils ont voulu rester libres d'hypothèse. Ils ont travaillé au profit de la conception *matérialiste* ou *anatomique*. Il suffit de lire une de leurs observations, pour y démêler l'hypothèse qu'elle suppose. Je ne vais pas bien avant dans le récit pour apercevoir qu'il donne plus d'importance aux faits locaux et aux changemens matériels, qu'aux *faits généraux* ; aux changemens non appréciables par les sens et aux conditions extérieures de la maladie, qu'aux *influences actives* des organes ; enfin, qu'ils recherchent plutôt les indications particulières que les indications *générales*. Du reste, pour peu qu'on s'examine, on se convaincra de l'impossibilité de tracer l'histoire d'une maladie sans obéir à une conception, de voir un fait sans lui donner un sens (1).

Si des hommes, d'ailleurs d'un vrai mérite, ont cru qu'il en était autrement, c'est que fortement frappés de l'insuffisance des vieilles doctrines, ils en sortaient avec un mouvement de réaction violente ; voilà pour-

_____

(1) Voyez mon ouvrage intitulé : *De l'Anat. path. considérée dans ses rapports avec la Sc. des mal.* T. II.

quoi leur réprobation était empreinte d'exagération. Au lieu de crier : guerre à l'*ancienne* théorie, ils ont crié : guerre à *toute espèce* de théories.

Du reste, l'illusion que je signale, n'aurait pas de grands inconvéniens si vous vous contentiez de donner simplement une valeur d'opposition aux travaux des médecins de l'École anatomique. Que si vous voulez vous en servir dans le but d'édifier, il est bon de les considérer directement en eux-mêmes, et de ne pas vous méprendre sur le cachet qu'ils portent.

Mêmes remarques à l'égard de certains médecins qui vous avertissent, en commençant, qu'ils n'*enseignent* pas, mais qu'ils *racontent*. Vous croiriez, à les entendre, qu'ils n'ont pas de couleur ; qu'ils ne sont, *dans la science*, ni légitimistes, ni libéraux ; non, ils sont tantôt l'un, tantôt l'autre ; c'est-à-dire, qu'ils ne sont en réalité ni l'un, ni l'autre. Toutefois, en les suivant attentivement, vous trouverez qu'ils racontent et pratiquent plutôt en Organiciens qu'en Vitalistes ; et que, s'ils font des concessions au passé, si dans les généralités ils veulent être un peu de l'avis de tout le monde, dans les détails, ils sont plus souvent de l'avis de Bichat et Broussais. Ceux-là cependant semblent avoir senti que toute Doctrine a son côté vrai, et que chacune d'elles séparément est incomplète. Ou bien seulement, ils sont plus timides, moins francs que ceux qui proclament hautement à quelle bannière ils se rallient.

Telles sont les diverses classes de médecins qui, au milieu de nous, montrent de l'indécision pour les théories, et qui néanmoins prouvent qu'ils ne sauraient s'en passer. Et positivement personne n'échappe à la théorie, pas même celui qui fait la médecine mesquine du symptôme. Trop faible pour lier en faisceau des symptômes par la même signification ; trop dépourvu de génie, pour créer une conception qui coordonne les diverses conditions à la fois unies et distinctes de l'affection morbide toute entière ; il est au moins tenu, sous peine de nullité, de trouver, avant de prendre une détermination pratique, une signification à chacun des symptômes qui fixent son attention, de se faire une manière de voir sur lui.

VI. De tout ceci, je conclus : point de science ou coordonnation de faits sans *lien*, c'est-à-dire, sans *conception* ou *hypothèse*. Point de pratique médicale, si on ne décide pas ce qu'est le mal ou quelle est la signification des phénomènes dont on est témoin. Enfin, impossibilité d'effectuer des actes d'aucune espèce, avec le scepticisme : le scepticisme est la négation de la vie. Ces mots, *je suis sceptique*, pour celui qui comprend réellement la vie, expriment seulement : je n'aime point le principe qui a régné jusqu'ici, la vérification qu'on en fait ne saurait me convenir.

On voit dans l'histoire de l'espèce humaine, paraître à différentes reprises des Sceptiques, des Empiriques et des Eclectiques..... Placez-vous assez haut pour saisir l'ensemble des faits coordonnés de la vie intellectuelle de l'homme, et vous vous convaincrez

que cette disposition des esprits a lieu immédiatement
après une époque pendant laquelle un principe a
régné avec l'assentiment général. Dès que ce principe
cesse de satisfaire le besoin des Savans les plus avancés,
ou que la théorie qu'il réalise n'embrasse plus la
totalité des faits connus, le doute et la critique sur-
gissent sous toutes les formes. Et l'on cherche un
nouveau *moyen* de coordonnation. Des progrès crois-
sans viendront plus tard prouver qu'il est vicieux ; et
des sceptiques, des empiriques répéteront encore
qu'il n'y a de bon que les faits. Cependant, déjà chez
quelques-uns d'entr'eux, le besoin de systématisation
se réveille et prouve derechef que la science n'est
pas uniquement dans les faits ; que la vie n'est pas
dans le doute, mais dans l'affirmation.

VII. Un dernier mot sur la nécessité d'une théorie,
et sur la situation d'esprit de ceux qui la nient. Il y
a deux classes de médecins. Les uns par nature, sont
surtout *théoriciens* ; ils savent ou doivent savoir qu'une
théorie n'est utile qu'autant qu'elle touche immédiatement à la pratique. Le travail du théoricien n'a sa
valeur entière, que quand le praticien la lui donne
par l'application ; mais le théoricien se complaît de
préférence dans l'élaboration des idées, dans le perfectionnement de la théorie. Les autres ont une vocation qui est *principalement pratique.* En réalité, ils
ne font qu'accepter, pour ainsi dire, sans démons-
tration, les données des praticiens ; ils ne sentent
que la nécessité de s'en servir. C'est pourquoi faut-il

rappeler constamment aux uns et aux autres, qu'ils ne sont que des parties d'un tout; que la pratique est inséparable de la théorie; que les vocations naturelles ne sont que des prédominances dans un sens ou dans l'autre. Sans cela, ces deux ordres de médecins resteront séparés; le praticien ne sentira pas le besoin qu'il a du théoricien; il ne se rendra pas compte des motifs qui le font agir au lit du malade, et finira par croire que ses actes ne supposent aucune théorie. Cela se verra surtout, dans un temps où l'on saisit plutôt les différences que les ressemblances des choses; dans un temps où l'on aime mieux les *spécialités* que l'*unité* qui les combine. J'insiste, afin de ramener votre attention sur ce point, que les deux ordres de médecins existeront toujours, puisqu'ils sont par nature; mais que l'état normal ou l'ordre, c'est qu'ils cessent d'être en hostilité, c'est qu'ils sentent de plus en plus qu'ils ont besoin les uns des autres, et conséquemment qu'ils doivent s'*associer*.

CHAPITRE II.

ARTICLE PREMIER.

Vitalisme proprement dit.

I. UNE fois démontré que l'on ne saurait ni penser
ni agir sans une *théorie*, ou sans un principe qui
donne une *signification* aux faits et serve à les coordonner, vous vous demandez quel est le principe,
quelle est la théorie qu'il faut adopter. Si vous jetez
les yeux autour de vous, vous êtes dans un embarras
extrême ; car, au premier abord, vous êtes tentés de
croire qu'il existe un grand nombre de théories médicales. Cependant, en examinant de près, vous
distinguez le principe général qui les résume, et vous
vous apercevez qu'elles peuvent être ramenées à deux
groupes naturels, renfermant chacun une série d'espèces qui sont des transformations progressives l'une de
l'autre. Dans le premier, sont les doctrines du *Vitalisme* ; dans le second, celles de l'*Organicisme*. Et pour
m'exprimer d'une manière plus intelligible pour tout le
monde, je dis qu'il n'y a que deux grands systèmes

qui les renferment tous : le *Spiritualisme* et le *Matérialisme* médical. Ces deux systèmes ont toujours existé,
l'un à côté de l'autre, mais avec une physionomie
particulière, suivant les temps, et avec une faveur
différente de la part des savans et du public. Ils se
retrouvent aujourd'hui en présence, et vous vous
demandez encore quel est celui que vous devez pré-
férer. Nul doute que c'est celui qui embrasse tous les
faits et qui donne à chacun la place et la valeur qu'il
mérite... Mais les partisans de l'une et de l'autre doctrine prétendent satisfaire à ces conditions. Or, quel
est le moyen de s'en assurer ? Quelle mesure, quelle
règle apportez-vous pour juger ? Vous n'avez que des
manières de voir et des *principes* radicalement contraires. Avec les uns, vous ne pouvez apercevoir que
les défauts du Vitaliste ; avec les autres, que ceux de
l'Organicien. La critique sera interminable, si, pour
évaluer la doctrine du premier, vous n'avez que la
mesure du second, et réciproquement.

Pour apprécier un système autrement qu'en critique ; pour justifier en lui ce qui mérite d'être justifié,
il faut l'aborder avec une puissance plus que *négati-
ve*. Pour juger véritablement le Vitalisme et l'Organicisme, nous ne devons être ni Vitaliste ni Organicien
exclusivement, mais l'un et l'autre à la fois ; nous
devons nous servir des pouvoirs d'affinité que, par
nature, nous avons pour chacun d'eux : eux seuls
nous laissent la faculté de donner satisfaction aux deux
partis rivaux. Alors seulement nous trouverons une
mesure qui pourra être appliquée sur les deux objets

que vous voulez apprécier. Cette mesure sera *un principe nouveau* qui renfermera ceux du passé.

Tout système d'idées repose sur un principe, une conception fondamentale. En quelque point que vous le considériez, vous en retrouvez le cachet. Ils sont le point de départ d'une théorie et d'une pratique.

Quel est le principe de la physiologie de l'homme, dans le Vitalisme et dans l'Organicisme ? Quel est celui qui doit me servir à comprendre ces deux doctrines et à en établir une troisième?

Le principe de la physiologie de l'homme, c'est l'idée qu'on se fait de l'*être* humain ; il répond à l'idée qu'on a de l'*être en général*. La Science n'en est que la justification ou la vérification par tous les faits. Le médecin Spiritualiste et le médecin Matérialiste ont séparément une manière de voir *l'être*, de laquelle dérive comme de sa source naturelle la science théorique et pratique qu'ils professent. C'est ce dont je veux vous convaincre par le simple exposé des deux doctrines antagonistes. Dans ce travail rapide, moi-même je serai dirigé par une autre *manière de voir ce qui est*, par une *conception* que je formulerai plus tard. Je laisse aussi pour quelques instans la question de savoir comment s'obtient le principe général des sciences, ou comment vient à l'esprit d'un homme, la conception fondamentale de l'*être*.

II. Voici le principe Spiritualiste avec ses applications, tel qu'il est arrivé jusqu'à nous par le progrès des temps.

L'homme est l'union de deux CAUSES ACTIVES , *non matérielles* , appelées , l'une *ame* , l'autre *principe vital* , et d'un corps ou ensemble de parties matérielles qui sont les *instrumens* de l'action de ces causes.

Les *animaux* ont un *principe vital actif* , qui met en jeu des *organes*.

Les *plantes* sont des êtres d'un rang moins élevé qui ont un *mécanisme,* animé aussi par une *cause active*.

Tous les autres corps sont *inertes* , non vivans ou du domaine *de la matière* ; réalités accessibles aux sens , qui n'ont point en eux de cause qui les *individualise* et les rende *efficiens* des phénomènes qu'ils présentent.

III. La conception , l'hypothèse spiritualiste consacre donc la distinction radicale de l'ESPRIT et de la *matière* ; elle affirme l'infériorité de l'une à l'égard de l'autre.

Quel que soit le sens qu'on ait attaché à ces mots , il est évident qu'aujourd'hui , dans la théorie Vitaliste , ils représentent deux ordres de *réalités* , les unes MÉTAPHYSIQUES , les autres *physiques*. Ils annoncent en même temps que les premières ont , par nature , des qualités supérieures aux secondes ; car c'est en elles que réside la *vie* : l'AME et le *principe vital ,* dans l'homme , produisent les actes qui la témoignent. Ils sont seuls efficiens : c'est à l'aide de l'une de ces causes que le Vitaliste comprend l'unité , l'harmonie morale ; c'est à l'aide de l'autre qu'il se rend compte de l'harmonie des actes qu'exécutent les organes vivans. Et les réalités matérielles sont seules divisibles ; elles sont inertes, passives, mortes : elles ne sont que *les instrumens* des causes vivifiantes.

Remarquez, en passant, quelle est l'acception que l'hypothèse Vitaliste donne à ces mots CAUSE et *effet*.

IV. Voyons les conséquences générales de cette hypothèse dans la physiologie. Examinons l'être humain à travers le prisme spiritualiste.

La science qui doit avoir pour objet l'homme et la femme, a surtout en vue l'homme ou le MALE ; cette moitié du couple humain a la prééminence. Par nature, elle est, relativement à l'autre moitié, comme l'ESPRIT à l'égard de la *matière*. Le Vitaliste se contente généralement de constater dans l'individu *femelle* des différences en moins.

Dans l'homme pris isolément, il établit une hiérarchie analogue entre l'AME et LE PRINCIPE VITAL, entre le principe vital et *ses instrumens*.

Il regarde l'ame comme libre, *spontanée* dans ses actes, et par conséquent lui en laisse toute la responsabilité. Les circonstances du monde extérieur et de tout ce qui n'est pas le *moi* moral ont, sur cette cause, une influence très-secondaire ; elle seule est *efficiente*, le reste n'a valeur que de puissance *sollicitatrice* ou occasionnelle. Notre volonté, nos impulsions propres, voilà ce qui fixe l'attention du spiritualiste, et non les motifs extérieurs qui y correspondent. Jamais

3

il ne permettra que l'on dise : Dans cette action , j'ai
été entraîné par une puissance supérieure à la mienne.
poussé par une force égale à celle de ma volonté.

L'ame est à l'égard du corps et du *principe* qui
l'anime comme à l'égard du monde environnant: elle
ne reçoit de lui que des *provocations* ; jamais leur
influence ne s'élève au-dessus de la sienne. D'où il
s'ensuit , qu'auprès d'un Vitaliste , l'état vicieux de
l'organisation ne saurait contribuer à expliquer des
actions , des penchans bons ou mauvais.

Il en est de la pensée comme de la volonté , de
l'*intelligence* comme des *sentimens*. L'homme est doué
d'un certain nombre de facultés qu'il déploie dans la
vie spirituelle, spontanément ou après avoir été stimu-
lé par les impressions faites au corps. Il commande à
la cause vitale une série d'actes pour cet objet ; et ,
sous cette double influence hiérarchiquement transmise , les organes , les nerfs , le cerveau obéissent
comme les touches du piano sous la main de l'artiste
qui combine des sons.

Toute fonction intellectuelle est *générale* , car c'est
l'*ame* qui la remplit ; les impressions , les sensations
sont des *faits généraux* , c'est l'ame qui les aperçoit.
La psychologie est la science de la cause efficiente
spirituelle. La connaissance des instrumens qu'elle
emploie n'est pas de son ressort. La science de l'ame
est tout-à-fait distincte de celle du corps. Les savans
se sont partagé l'étude de l'homme. Ceux qui en ont
cultivé la première branche ont pu être entièrement
étrangers à la seconde. L'inverse a été également vrai.

La science de l'ame a réagi toujours sur l'étude de l'homme en tant que vivant, ou, suivant l'expression commune, la philosophie n'a cessé d'exercer son influence sur la médecine ; elle a importé chez elle son esprit et son langage métaphysique. La science de l'homme vital a été, aussi, moins noble que la psychologie, mais elle en a été l'analogue dans un rang plus bas.

V. Par la conception générale, le Vitaliste sépare d'abord, d'une manière tranchée, le *système, en tant que vivant*, de l'ame pensante ; il aborde ensuite directement la dualité *cause vitale* et *organisation* ou *instrument*. La physiologie est pour lui la connaissance du mode d'agir de la *cause vitale*, principe métaphysique, acteur indépendant du théâtre sur lequel il joue. Cette distinction une fois posée, l'intérêt qu'inspire l'acteur fait oublier le lieu de la scène ; l'étude de l'un l'emporte naturellement sur celle de l'autre, comme la science de l'ame sur celle du corps. La physiologie ainsi conçue est à une distance immense de la connaissance des moyens dont la cause se sert, ou de l'anatomie ; à la même distance que l'esprit est de la matière, la métaphysique de la physique. Et l'on peut construire toute une science de l'homme, en tant que vivant, sans autre anatomie que celle qui renferme des notions générales sur les organes.

La cause vitale jouit dans sa sphère d'action de l'activité la plus éminente et même de la *spontanéité*. Il s'en suit que les circonstances extérieures non seu-

lement ne sont pas les agens de ce qui se passe en
nous , mais encore n'exercent pas une influence égale
à la sienne : elles sont occasionnelles. Il y a antagonisme et non pas accord entre les choses *non naturelles*
et les choses qui appartiennent à la *nature propre* de
l'économie vivante. Tant qu'il vit , l'homme ne cède
point au monde ambiant. Il trouve sans cesse en lui-
même les motifs de ses actes ; il obéit à ses lois spéciales , il a son *autonomie.* Aussi les faits chimiques
et physiques , ceux qui sont en dehors de nous , n'ont-
ils qu'un intérêt médiocre comparativement aux faits
vitaux.

Le principe vital est par rapport à ses instrumens
matériels , ce qu'il est par rapport à la nature extérieure. Les circonstances organiques ne sauraient ,
en aucun cas , avoir une puissance de *cause* ; elles
n'apportent même pas une influence égale à celle de
l'activité vitale : elles sont purement sollicitatrices. Le
Spiritualiste ne dira jamais de la constitution sensible
des organes : Elle a forcé la cause de la vie à fonc-
tionner de telle manière. Les faits vitaux ont , par
nature , la supériorité sur les faits organiques.

La puissance vitale est *une* ; seule elle est percevante. Les provocations qui viennent du dehors ,
celles qu'elle reçoit des organes , produisent donc
une action qui est générale. Toute réponse aux
sollicitations internes ou externes , tout phénomène est
général , car c'est l'*Indivisible* qui l'opère. Telle est
la notion du siége ou l'idée qu'on a des localisations ,
dans ce Système médical.

Le principe de vie a , comme l'ame pensante , des facultés ou pouvoirs actifs avec lesquels il préside aux fonctions dont l'ame n'a point de conscience. Son domaine est le *monde vital* ou la vie nutritive ; il emploie les organes dans ce but général qui embrasse plusieurs actes spéciaux. La cause vitale préside au maintien de la composition moléculaire et à la conservation des formes du corps. C'est elle qui digère dans l'estomac , respire dans le poumon , opère la sécrétion dans le foie , les reins , etc.

Ce n'est pas tout : de la cause de la vie dépendent les différences que présentent ces fonctions. Au vital comme au moral , la diversité des personnes n'a pas sa source dans l'organisation , mais dans les conditions primitives de la cause qui les individualise. Dans l'homme , la diversité spécifique des fonctions est radicale : elle est indépendante des organes ; elle correspond à celle des *modes d'agir* de la cause efficiente. Et , dans un individu , les variations qu'offre d'un instant à l'autre la même fonction , n'ont pas ailleurs leur explication. Les modes d'agir ou les affections de l'*unité vitale* sont aussi nombreux que ceux de l'ame.

Outre cela , lorsque dans le corps vivant , des événemens surviennent , qui rendent difficile ou impossible la fonction d'une partie , le principe actif se sert des autres parties de manière à obvier à cet inconvénient. C'est ainsi que le vitaliste comprend ce qu'il nomme la transposition d'une fonction ; la cause vitale peut faire à l'estomac la sécrétion qui , dans

l'état ordinaire , a lieu dans les reins ; elle peut voir
dans un autre organe que l'œil , tant elle est indépendante de ses instrumens !.... La spécialité de structure
et la spécialité de fonction ne sauraient avoir , selon
lui , une grande intimité ; cette corrélation même ,
n'attire que médiocrement son attention. Aussi , la
connaissance de la texture des organes , la fine anatomie n'a pas plus-d'importance pour le vitaliste que
l'anatomie grossière. Cela suffit pour montrer les
conséquences de l'hypothèse spiritualiste dans la
science de l'homme sain. La théorie du vitalisme est
exactement traduite par la comparaison du corps , *en
tant que vivant* , avec un orchestre dont les organes
sont les membres , et le principe vital le chef : la vie
est un concert.

Mais si les organes sont soumis à l'*unité vitale* ,
celle-ci à son tour est subordonnée à l'*activité morale* ;
la science des rapports du physique et du moral est
celle de l'alliance de ces deux causes. De là résulte
donc que l'être humain est une trinité avec hiérarchie ,
et , qu'à son point de vue , le vitaliste a raison de
dire aussi que l'homme est semblable à un vaisseau ,
dont le capitaine est l'ame ; le pilote , le principe vital ;
la carcasse et les agrès , les organes.

VI. Voici maintenant les conséquences pratiques
du spiritualisme médical , dans le développement de
l'être humain et sa conservation.

Le développement de l'homme , moitié du couple
humain qui mérite le plus d'attention , consiste

dans le perfectionnement de son AME. Pour que l'éducation *des sentimens* soit conforme au principe fondamental, elle doit tendre sans cesse à les spiritualiser ou les dégager de l'influence du monde matériel. Nos besoins, nos goûts, nos passions diffèrent selon qu'ils ont pour but la satisfaction de l'*ame* ou celle du *corps*. Les besoins de l'ame sont nobles, ceux du corps sont grossiers. La beauté *morale* est au-dessus de la beauté *physique*. Il faudrait s'appliquer à effacer ou à voiler celle-ci plutôt qu'à la cultiver ; la beauté d'expression doit être préférée à la beauté des formes. La règle générale est donc de comprimer les penchans sensuels et de favoriser ceux de l'ordre opposé ; de tenir la *matière* subalternisée à l'*esprit*. La vertu consiste à limiter les jouissances matérielles, le vice est de s'y livrer.

Quant à l'éducation *intellectuelle*, elle aussi a plus d'importance que l'éducation physique proprement dite. Pour *connaître*, dit le spiritualiste, l'homme doit exercer l'ame plutôt que les sens. Tel est pour lui le caractère de l'*observation* : en nous comme hors de nous, ce sont surtout les faits non palpables, les faits *spirituels* et *vitaux* qu'il aime à saisir. Les sciences métaphysiques l'emportent sur les sciences physiques. L'intelligence du spiritualiste est graduellement plus excitée à mesure qu'il s'élève des êtres inférieurs à ceux en qui l'esprit a plus de prise que les sens, en qui sont plus saillans les faits d'harmonie et d'activité.

L'éducation physique est nécessairement négligée

dans ce système. Si l'on s'y occupe de la force musculaire, ce n'est point pour tracer des règles positives
capables d'en diriger l'emploi et de la faire servir
aux besoins matériels de notre espèce. On n'enseigne
point à en coordonner les applications diverses vers le
travail productif.

A l'égard de la vie nutritive en particulier, l'homme
est considéré encore comme un centre vers lequel
tout converge. C'est de l'*activité propre* de l'être qu'il
faut s'enquérir, de ses dispositions, de son *affectibilité*
primitive plutôt que de ce qui a trait à son *milieu*.
La cause vitale n'est pas purement réactive : donc en
modifiant les agens externes, vous ne changerez pas
la fonction ; cette *cause* seule la change. Des modifications que vous faites dans les objets qui sont en
dehors d'elle, n'attendez que des résultats qui sont
en rapport avec ses dispositions et ses affections.
Étudiez sans cesse la cause efficiente, de préférence
au monde extérieur; vous ne pouvez point dire *à priori* :
voilà un air sain, un bon aliment, un climat favorable.

VII. Pour mieux faire ressortir les caractères de la
conception vitaliste, je vais en signaler les principales conséquences dans la science de l'homme malade,
en laissant de côté ce qui touche au monde moral.

Elle fournit au vitaliste la division des maladies en
deux classes : affections de la CAUSE ACTIVE, maladies
de l'*instrument*.

L'activité, la spontanéité de la *puissance vitale*
avec la diversité de ses dispositions et de ses affections ;

est la source la plus féconde des données pathologiques. La diversité *spécifique* des maladies en découle. Les circonstances du monde extérieur, n'ont rang que de causes *occasionnelles* ; c'est la *cause efficiente* qui agit ou réagit, qui exprime l'affection dont elle est atteinte. Elle l'exprime par des changemens que le vitaliste désigne sous le nom de *maladies,* pour les distinguer de l'*affection* ou manière d'être et d'agir de la cause active qui les effectue. Les uns sont la *forme* de l'état morbide, l'autre en est le *fond.* Les manifestations sont les phénomènes présentés par les organes, au moyen desquels la puissance vitale exécute la série d'opérations qui déroulent l'affection. Elles sont le domaine de la symptomatologie proprement dite, et de l'autopsie cadavérique qui, d'après cela, est une autre symptomatologie. Les altérations anatomiques sont des *effets* comme les symptômes : ce n'est pas à elles qu'il faut se prendre.

Les dégradations anatomiques, semblablement aux agens externes, peuvent devenir des causes sollicitatrices, mais elles n'ont point une action égale ou supérieure à celle de la cause vitale, pour réaliser des maladies. Elle seule est efficiente ; elle peut même ne pas répondre à une très-forte sollicitation. Jamais l'état morbide et ce qui le spécifie ne *dépendent* du désordre anatomique.

Une affection est une fonction exécutée par la cause de la vie qui est *une.* C'est pourquoi les dispositions, les affections, les actes pathologiques, sont des faits primitivement généraux ; seulement le principe vital est disposé , est affecté , agit spécialement dans un organe , ou bien n'est pas plus affecté , n'agit pas plus dans un organe que dans les autres. Par les mêmes raisons , les causes externes et internes , intéressent dans leur action *ce qui vit* en nous, en d'autres termes, sont générales.

Quant aux maladies *instrumentales*, seules elles peuvent être étudiées dans l'organisation ; elles sont de l'ordre matériel , elles sont une altération des qualités géométriques et chimiques du corps. Les causes qui les produisent , sont *nécessaires* dans leurs effets. Seules aussi elles ont une action primitivement locale ; à celles-là correspondent des changemens proportionnels en intensité et en nature.

VIII. Quelle pratique résulte de cette théorie ? Le voici : c'est la *Nature*, c'est-à-dire, le principe vital qui effectue la guérison des maladies. Le médecin tantôt surveille la puissance curative , qui se suffit à elle-même , tantôt détruit activement des actions défectueuses qu'elle produit , simplifie ses opérations et la met dans des conditions plus favorables pour amener la terminaison ; tantôt enfin , il essaie de substituer un mode affectif à celui qui existe , ou de neutraliser celui-ci en attaquant le mal dans sa racine. C'est toujours la *cause active* que le médecin sollicite ou veut modifier , et l'idée qu'il a conçue de sa spontanéité , de ses tendances vers la guérison , le domine tellement , que le pouvoir de l'Art est dans son esprit , à une distance immense de celui de la Nature. Il ne

s'attribue que le rôle de cause provocatrice ; il paraît
avec timidité au lit du malade.

Toutes les indications particulières sont pour lui
générales ; tous les changemens qui arrivent sont
généraux également : l'*unité* vitale les fait naître.
Enfin , le mode d'agir est toujours un fait non matériel ou vital , puisqu'il réside dans la *cause efficiente*.
Le vitaliste ne croit que tard à l'existence d'un désordre anatomique dans le cours d'une maladie , parce
que celle-ci est *vitale* avant d'être *organique* ; et quand
ces désordres sont réels à ses yeux , il songe encore
principalement à la *cause active* qui les engendre. Et
quand le malade en meurt , il s'applique à chercher
surtout comment la manière d'être de la *cause* a con-
tribué à la mort.

Le chirurgien modifie les organes quand ils ont été
altérés par les affections du principe vital , ou quand
ils l'ont été directement par les causes externes. Dans
les deux cas , les modifications qu'il introduit sont
locales. Dans le premier , l'indication *matérielle* qu'il
remplit est intimement liée à une indication générale
qui *ne l'est pas* ; dans le second , l'indication ressort
immédiatement de l'objet matériel.

Dans le Système vitaliste, le chirurgien est inférieur
au médecin , il est l'*instrument* ; il est le complément
de la face pratique. Le médecin est au chirurgien
comme le noble au roturier , comme l'*esprit* est à la
matière.

IX. La science des *moyens* thérapeutiques porte

l'empreinte de la conception première, comme celle des *indications*. Les effets curateurs sont des changemens opérés par la *puissance vitale* sous l'action provocatrice des remèdes. Ceux-ci agissent par des impressions qui sont primitivement générales : les sympathies irradient les effets sur diverses parties et non pas l'absorption des molécules de la substance médicamenteuse. Il n'existe pas d'effet purement *local*, d'effet *nécessaire :* il est subordonné à l'activité de la cause qui est *une*. Enfin ce n'est pas ce qu'il y a de matériel en nous, l'*organisation* qui est modifiée directement et primitivement, mais la *cause* inaccessible aux sens ou *métaphysique*.

Sous certains rapports, l'idée de Rasori, qu'une substance est suivie d'effets différens, suivant la dose à laquelle on l'administre, plaît au vitaliste, qui cherche incessamment des modifications dont il puisse se rendre compte, non par des altérations physiques, mais par des *impressions* sur ce qui vit. Si les partisans du Vitalisme n'aimaient pas mieux s'expliquer l'Homœopathie par *l'expectation* où brille, dans tout son éclat, la force médicatrice et sa spontanéité, ils regarderaient les guérisons qu'elle annonce comme les effets de cette cause éminemment active, qui répond à l'impression médicamenteuse de l'*infiniment petit*.

Viennent ensuite les agens qui corrigent *physiquement* les organes, les moyens chirurgicaux ou qui exigent l'emploi de la main. Le vitaliste les distingue eux-mêmes en ceux qui intéressent la *cause vitale* et ceux qui réalisent des changemens purement mécaniques. Les derniers composent la chirurgie proprement dite, qui a pour but de rapprocher les parties, de les changer de place, de les ramener à l'ordre naturel, de les diviser, de les comprimer, d'opérer des extensions, d'amputer, de corriger des difformités, de suppléer aux parties qui manquent.

X. Il nous reste à présent à montrer l'influence du principe spiritualiste sur l'observation des êtres qui sont après nous.

Préoccupé de la supériorité de la puissance morale qui met l'homme au premier rang dans les existences terrestres, le spiritualiste a fait de lui un centre auquel tout doit être rapporté, auquel tout doit être subalternisé. Cette idée correspond à celle qu'il s'était formée de la terre par rapport au reste du système planétaire auquel elle appartient : il l'avait placée à la partie centrale, et avait dit au soleil de tourner autour d'elle pour l'éclairer et la féconder.

L'homme seul a une *ame pensante*, les animaux en sont privés. Le vitaliste sépare rigoureusement les êtres inférieurs en deux classes ; celle des corps *vivans,* animaux, végétaux ; celle des corps *bruts* ou *morts.*

L'animal vit par l'action d'une cause dont les facultés sont purement instinctives. Chez lui aussi l'*unité* ou l'harmonie des actes n'est comprise qu'à l'aide d'un *principe* actif qui est au-dessus de l'organisation, qui a des modes d'agir ou des lois qui lui sont propres. Il n'a point de *cause morale* ; conséquemment quelque place qu'il occupe, il se trouve

à une distance immense de l'homme. La conception
générale met entr'eux un hiatus infranchissable.

L'homme est un point de départ dans l'étude des
animaux ; chacun d'eux lui est rapporté comme à
un type. C'est pourquoi, de ces comparaisons il ressort
plutôt des différences que des ressemblances. Les
ressemblances restent d'autant plus inaperçues qu'il
y a plus d'intermédiaires entre l'homme et l'animal
qu'on observe.

Cela posé, il est évident que l'anatomie et la physiologie comparées auront une valeur très-mince auprès
du Vitaliste : d'après lui, ce genre de rapprochemens
ne saurait éclairer la science de l'homme.

D'une autre part, l'*idée* de l'homme qui lui a fourni
la manière de voir les animaux, le porte également
à rechercher dans ceux-ci les faits généraux ou d'unité
avant ceux de multiplicité ou relatifs à l'indépendance
des parties ; les circonstances qui montrent la spontanéité de l'*être* avant celles qui prouvent la puissance
de ce qui l'entoure. Le vitaliste, au lieu de dire, soit
que la constitution d'une espèce provient du milieu
avec lequel elle est en harmonie, soit que l'espèce
et son milieu sont réciproquement faits l'un pour
l'autre, affirme que le milieu a été primitivement
composé pour l'espèce. Enfin ici comme dans l'homme,
par suite de l'hypothèse première, le jeu de la *cause
active*, l'instinct, les mœurs passent en intérêt, les
organes ou la face anatomique de l'animal.

Les espèces sont des réalités primordiales qui conservent les caractères qu'elles ont reçus dès l'origine.

Les circonstances ambiantes ne les altèrent pas véritablement et surtout n'en produisent pas de *nouvelles*.

XI. Les végétaux sont les derniers corps en qui réside une puissance vitale. Ils lui doivent ce qu'ils sont et ce qu'ils font. Elle opère leurs actes et leur donne de l'*unité*; elle les rend *actifs* au milieu des agens externes. Elle spécifie, individualise chacun d'eux ; obéit à ses propres lois et résiste aux lois des corps inertes. Elle a des organes qui lui servent à remplir sa destination particulière.

XII. Enfin, nous entrons dans le champ de la *matière brute*. La distinction de *vie* et de *mort* est radicale : c'est la même que celle de l'esprit et de la matière. Le spiritualiste groupe dans le règne minéral des corps auxquels il n'accorde point de *cause vivifiante*, qu'il regarde comme privés d'*activité* et d'*unité*. Les agens des phénomènes qu'ils présentent, il les place en dehors d'eux. Ces corps, dit-il, obéissent *passivement* aux causes, ils n'ont qu'une *force d'inertie*. D'après cela, les lois qui régissent les minéraux, les lois de la matière sont radicalement distinctes des lois qui régissent les autres corps, des lois de l'esprit ou de la vie. Par conséquent aussi, les sciences qui ont pour objet les premiers, la physique, la chimie sont rigoureusement séparées de la science des êtres animés. Il y a opposition complète entr'elles comme il en existe entr'eux. Ici le dictionnaire change tota-

lement. Le langage est devenu tout physique de
métaphysique qu'il était.

La science des *corps bruts* occupe le vitaliste autant
que cela lui est utile pour signaler des contrastes.
D'après son principe, les corps morts ne sauraient
fournir quelque comparaison profitable avec les modes
d'agir des causes représentatives de la vie.

XIII. Telles sont les bases du Spiritualisme médical :
l'énoncé de sa conception de l'homme dit ce qu'il est.
Elle établit la manière dont il faut voir en lui les faits
généraux et les faits particuliers ; ses influences propres
et les influences du monde extérieur ; l'aspect anatomique et l'aspect qui n'est point accessible aux sens.
Théorie et pratique, science et art reflètent l'hypothèse première.

Maintenant, j'ajouterai quelques mots pour indiquer seulement l'origine véritable de cette doctrine
et montrer qu'elle n'est qu'une face d'un principe et
d'un Système encore plus général.

Bien des personnes, bien des vitalistes même de notre
temps, ne savent peut-être pas que la conception,
suivant laquelle l'*homme* serait composé d'une ame et
d'un corps, conception qui a conduit ensuite à distinguer dans ce corps, un principe *actif* et des instrumens *passifs*, correspond, premièrement, à la
manière suivante de voir le *couple social*, homme et
femme. La *Famille* est un corps dans lequel il y a
harmonie et coordonnation pour un but, à condition
d'une dualité dans laquelle la supériorité de la puis-

sance active appartient nativement à l'homme ; dans
laquelle l'infériorité, l'assujettissement est le partage
de la femme. A l'homme, au sexe mâle répond l'*esprit ;*
à la femme, au sexe femelle, la *matière.* Les conséquences étaient celles-ci que, dans la physiologie
sociale, comme dans la physiologie individuelle, le
plus beau rôle revenait à la première moitié du couple, et que l'autre moitié était subaltéranisée.

Secondement, que les manières de voir précédentes,
étaient les analogues de celle qu'on avait sur la *société,*
qui était l'union d'un *pouvoir spirituel* et d'un *pouvoir
temporel.* Ce dernier, représenté par les Rois, était
la *cause vivifiante* du corps social dont les peuples
sont les *organes.* Là aussi, le spiritualiste ne voyait
l'harmonie qu'à condition de deux *causes actives*
primitivement faites pour commander, et d'*instrumens*
naturellement faits pour obéir. Là aussi, l'activité
physique était moins estimée que l'activité non matérielle.

Troisièmement enfin, plusieurs personnes ignorent,
sans doute, qu'en dernier résultat, les diverses conceptions spéciales dérivent de l'idée la plus générale
que l'espèce humaine puisse formuler, de la manière
de voir *tout ce qui est*, l'Univers, l'*Infini*..... Or,
pour le spiritualiste, l'Infini est un ESPRIT, présent
partout, dominant tout ce qui est matériel. La matière
est en dehors de lui, elle est nativement inférieure
à lui : elle est le domaine du mal ; *c'est la boue*, dit
le spiritualiste. L'*esprit* seul est en Dieu. C'est en lui
qu'est le bien. Le *bien* et le *mal* ont une existence

absolue : il y a scission radicale entr'eux comme entre
l'*esprit* et la *matière*.

De cette conception sont sortis dix-huit siècles de
vie théorique et pratique.

Sous peine de n'être pas *un*, sous peine d'être en
contradiction avec lui-même, sous peine d'être à lui
seul, si je puis dire ainsi, une petite anarchie, le
Vitaliste doit obéir au principe fondamental, dans les
diverses faces de la vie théorique et pratique.

Cependant, comme dans l'époque où nous sommes
peu d'hommes se piquent d'être conséquens avec
eux-mêmes ; comme, d'autre part, il est impossible
d'obéir rigoureusement à une conception dans laquelle
la vie particulière est absorbée par la vie générale ;
à une conception qui nous abstrait du milieu que
nous nous plaisons à embellir chaque jour davantage,
et nous met en antagonisme avec lui ; qui voile une
face de la réalité, atrophie la moitié de l'être humain,
que naturellement nous nous sentons portés à aimer,
connaître et cultiver de mieux en mieux (1) ; ne
soyez pas surpris de rencontrer dans le monde spiritualiste, un très-petit nombre d'espèces dignes du
type primitif, et beaucoup d'espèces dégénérées.

ARTICLE DEUXIÈME.

Concessions graduelles du Vitalisme.

XIV. Mon intention ne saurait être de jeter du

(1) Voyez mon *Discours sur la Science des rapports de l'homme
avec le monde extérieur*. 1852.

ridicule sur les Doctrines ou de les parodier en les
exposant ; puisque celle que je professe a pour objet
de les concilier en les transformant, et qu'à mes yeux,
les systèmes réfléchissent les différentes faces de la
Vie qui ont été successivement étudiées.

Si donc maintenant je passe en revue les nombreuses
espèces de vitalistes qui existent, si je trace devant
vous le tableau de l'état actuel des esprits dans la
science de l'homme, ce n'est pas uniquement pour
mettre en saillie les défauts inhérens à la doctrine à
laquelle ils se rattachent. C'est aussi, c'est surtout
pour vous avertir que les altérations graduelles que
le Vitalisme a subies doivent être regardées comme
des transitions vers un meilleur avenir de la science
médicale, et que les concessions croissantes réclamées
par suite d'acquisitions nouvelles, et par les efforts
de la critique matérialiste, sont une preuve irrécu-
sable que les médecins ont cessé de trouver satis-
faisante la *Théorie* sur laquelle ils s'étaient long-
temps appuyés ; qu'enfin, ils sentent et comprennent
chaque jour davantage la nécessité de déguiser la
roideur, d'adoucir la sévérité de la *conception* qui
la résume.

Et d'abord, comme de plus en plus il devenait difficile de parler, devant des anatomistes, d'une *cause
métaphysique* qui produit dans le corps de l'homme
les phénomènes fonctionnels, les vitalistes ont commencé à prendre des précautions de langage. Ils ont
évité de nommer le *principe vital*, parce que ce mot
semblait réveiller trop fortement l'idée d'une existence

distincte des organes , et ont employé des expressions
équivalentes qui effarouchent moins.

Ils ont fait plus que changer les mots. N'osant point
soutenir franchement que la cause vitale est un être
agissant indépendamment du mécanisme du corps
et de l'ame pensante , qu'il a des sentimens aveugles
et des volontés non réfléchies ; que la *cause vitale* et
l'organisation sont des choses très différentes , et que
l'arrangement des parties s'opère sous l'influence de
cet être métaphysique surajouté à la matière ; ils se
sont laissés aller jusqu'à avouer qu'on ne pouvait
affirmer si les propriétés que possède la réunion des
molécules composant le corps vivant , lui viennent de
leur organisation , de leur disposition matérielle , ou
bien d'une substance inconnue douée de ces propriétés. Ils ont dit : Nous n'avons pas les données
nécessaires pour nous décider en faveur de l'une ou
l'autre de ces opinions , *et nous restons dans le doute....*
Dans le doute ! Et que devient alors le principe sur
lequel repose tout l'édifice scientifique du vitalisme ,
lequel *affirme* l'existence de causes métaphysiques qui
font les actes de la vie ; qui *déclare positivement* l'organisation instrument de ces causes ?.... Avec le
doute , pas de science physiologique possible. Vous
ne réalisez une doctrine vitaliste que parce que vous
affirmez. Or , vous faites plus que de dire : *nous ne
savons pas* si c'est une cause distincte de l'organisation , ou si c'est l'organisation qui est la cause des
phénomènes de la vie ; vous faites même plus que soutenir *que l'organisation n'est pas la cause* de ces phéno-

mènes ; vous imposez aux organes le rôle d'instrumens passifs : une *cause* qui les gouverne *agit, produit, fait.* C'est pourquoi l'on ne vous croit point, lorsque vous assurez procéder de telle sorte que vous n'auriez pas un mot à changer à votre Doctrine , si un jour on venait à découvrir que c'est l'arrangement anatomique qui décide les actes du corps vivant et leur diversité.

Vous le voyez , ce n'est pas sur la nature de la *substance* inconnue , ou de l'être metaphysique appelé Principe vital , que porte la discussion ; elle serait alors tout-à-fait en dehors de l'objet qui intéresse réellement la physiologie. C'est sur la formule de l'hypothèse fondamentale ; car elle établit l'existence de deux ordres de faits , elle détermine la signification que le vitaliste attache aux faits *vitaux* ou percevables non matériellement , et aux faits *organiques* ou de perception matérielle ; elle fixe la valeur de l'action du monde extérieur , et celle des circonstances qui appartient à l'être lui-même ; elle indique, enfin , comment il faut concevoir l'harmonie des parties vivantes ou la vie générale , et la fonction propre à chacune d'elles ou la vie particulière.

Pour diminuer les répugnances qu'excite la métaphysique vitaliste , on soutient qu'il est tout-à-fait légitime de supposer des *causes abstraites* distinctes de la matière , une fois qu'on ne se prononce pas sur leur nature ; et que l'on ne se comporte pas autrement que les savans , qui , de nos jours , rendent les sciences physiques si florissantes.

Oui, sans doute, les physiciens et les chimistes adoptent un certain nombre de causes, telles que le calorique, l'électricité, la lumière, etc., et ils en cherchent les modes d'agir. Oui, tant qu'ils ne donnent pas à ces causes une existence distincte de celle des corps, tant qu'ils n'inventent pas des fluides jouant à leur surface ou à leur intérieur; en d'autres termes, tant qu'ils étudient *les corps en action les uns sur les autres*, ils procèdent légitimement; mais l'abstraction simple est déjà un premier pas hors de la réalité, et l'abstraction substantialisée est le second pas qui en éloigne davantage.

Est-il donc vrai de dire que les vitalistes procèdent comme les physiciens? Remontez vers le passé, et vous trouverez que les spiritualistes et les physiciens ont leur origine commune dans le moyen âge, qui a créé la distinction de l'*esprit* et de la *matière*, celle des corps vivans et des corps inertes ou morts. Alors par conséquent reconnaissez que tous les savans travaillent encore sous l'influence de cette conception, qui de substantielle est devenue purement métaphysique.

En effet, l'*ame* et le *principe vital*, auteurs des phénomènes de la vie du corps de l'homme, répondent aux *fluides* qui sont les *esprits* de la physique. Il y a seulement cette différence entre les médecins et les physiciens : c'est que les premiers abordant le second ordre de faits que présente le système vivant, c'est-à-dire, les circonstances organiques ou matérielles, les ont qualifiés d'*effets*, les ont mis en seconde ligne dans l'importance à leur accorder ; et que les physiciens, au contraire, se sont moins éloignés de la réalité *corps en action* : ils ont cherché de plus en plus des corrélations entre les variations des qualités matérielles d'un corps et celles des phénomènes qu'il présente, et on les voit abandonner, par exemple, dans l'étude de la lumière, la théorie de l'émanation pour celle de la vibration.

D'après cela, il est véritablement plus exact de dire que ce sont les physiciens qui imitent encore les philosophes spiritualistes. Dans l'ordre des temps, ceux-ci sont venus les premiers. C'est donc à tort que les vitalistes s'autoriseront de cet exemple en faveur de *l'abstraction*. Non, les physiciens portent encore dans la science générale, la trace d'un passé métaphysique. En adoptant l'hypothèse de l'*éther*, celle d'un fluide universel et de plusieurs fluides qui produisent les phénomènes des corps, ils ne cessent pas de faire du spiritualisme dans l'étude de la matière qu'ils appellent *inerte*.

Tous sont plus ou moins en hors de la réalité ; car, je le répète, dans l'Univers il n'y a que des corps agissant les uns sur les autres, et dans le corps de l'homme il n'y a pas des causes efficientes et des instrumens passifs, mais des organes qui agissent et réagissent.

Voyez la gradation d'abstraction qui existe entre les idées que représentent les mots *étendue, pesanteur; calorique, électricité; principe vital, ame*; et jugez.

Les vitalistes ont pris dans les corps vivans tous

les faits qui sont moins du ressort des sens , mais que nous percevons principalement d'une manière non matérielle ; et avec ces faits , ils ont constitué la science de la vie. Ce procédé a été bon , tant qu'il a été nécessaire de diviser le sujet pour le mieux observer et le mieux comprendre. La tâche du vitaliste dans les travaux de la science de l'homme a été de se livrer de préférence à l'examen des faits généraux , des faits d'activité et des faits non anatomiques.

D'autres , aussi par abstraction , ont accompli la tâche opposée.

Et l'abstraction cessera d'avoir la même valeur , dès que l'on voudra étudier *ce qui est* dans ses deux faces à la fois , ou comme une association de parties ; c'est-à-dire , lorsque l'on voudra s'apercevoir que tout fait est simultanément local et général.

Observez comment les vitalistes marchent insensiblement vers ce but.

XV. Il en est (1) qui continuent à croire à une *cause spirituelle* qui n'a rien de commun avec les réalités accessibles aux sens ; mais qui , dans le corps , envisagé en tant que vivant ou produisant les phénomènes qui ne sont ni moraux , ni intellectuels , ne vont pas au-delà de ce qu'ils nomment l'*Organisme*. Ils s'arrêtent à la *matière vivante* , qu'ils regardent comme douée de facultés *actives* et supérieure à la *matière morte* , dont le mouvement est toujours produit

(1) F. Bérard.

par une cause externe qui en renferme la raison.

Ils repoussent la création arbitraire d'une cause métaphysique, d'un *principe vital* qui embarrasse la science de la physiologie au lieu de la servir. Ils se font sans elle une idée de l'unité ou de l'harmonie des actes de l'organisme ; unité qui *seule*, d'après eux, le constitue, le rend vivant ; unité qui est le fait culminant de la science et en forme la base fondamentale. Ceux-là n'assignent point à l'harmonie une *cause* ; ils la regardent comme un fait primitif, un caractère de la vie, dont on ne peut ni ne doit chercher l'explication.

L'*Organisme* a la faculté de produire et de combiner les fonctions ; tandis que le *mécanisme* par lui-même n'a pas plus d'unité qu'un minéral. Les sympathies, comme les synergies ou concours d'actions, ne doivent point être expliquées par l'opération du principe vital, auteur de toute coordennation : une partie ne peut en influencer une autre, que par une liaison organique, c'est-à-dire, par les organes intermédiaires. Seulement, ceux-ci tout en servant de conducteurs à l'impression, ne la manifestent pas avec évidence.

Nul doute que ces vitalistes ont senti le besoin de concevoir l'*unité* d'une manière moins métaphysique. Cependant la vie *générale* du corps, en tant que vivant, absorbe en grande partie leur attention ; l'*unité*, chez eux, est encore trop exclusive, quoiqu'ils aient une certaine tendance à s'occuper de la *multiplicité* ou des vies locales, et qu'ils blâment les rapprochemens qui auraient pour but d'assimiler le monde *vital* au monde *moral*. D'après eux, il y a, entre l'un et l'autre, moins d'analogies à saisir que de différences ; la localisation des actes leur semble très-apparente dans la *vie organique*, et l'unité, rigoureuse dans la *vie animale*.

Du reste, ils continuent à regarder les faits anatomiques comme inférieurs aux faits vitaux ou de perception non matérielle, et ils subalternisent toujours l'influence des circonstances extérieures à celle de l'activité de l'être.

XVI. Chez d'autres, le spiritualisme médical se trouve modifié de la manière suivante. L'économie humaine a des *pouvoirs actifs*, possède une *force* qui tend à guérir les maladies ; réagit aux causes, d'après des lois qui lui sont propres, et coordonne ses actes pour de certaines fins. Le médecin doit les conduire vers le but où ils tendent, si l'expérience a montré qu'il était bon ; les empêcher d'y arriver, si l'expérience a montré qu'il était mauvais. L'action de la nature vivante est mobile, variable : le médecin aura les yeux incessamment fixés sur elle, car c'est elle qu'il doit diriger.

Une maladie est une fonction, et une fonction suppose un organe, un instrument qu'*une activité* met en jeu. Cette activité est la force vitale qui n'est point l'*irritabilité*, qui ne supporte pas seulement en souffrant les influences extérieures : elle effectue contre elles une réaction organique.

Ces vitalistes admettent des maladies *primitivement*

locales et des maladies *primitivement générales*. Une maladie *primitivement* locale peut susciter une réaction générale, en affectant le cœur et les centres nerveux. Une maladie *primitivement* générale peut devenir cause de réactions plus ou moins vives. Cependant, ajoutent-ils, lors même que la réaction est primitivement locale, dès qu'elle est devenue générale, c'est de celle-ci surtout qu'il faut déduire les principales indications. Le mot *fièvre* ne doit point exprimer un état vital indépendant des organes, mais un mode particulier de réaction de l'organisme contre ce qui lui nuit. La fièvre est nerveuse, si l'action des nerfs y domine; elle est inflammatoire, si c'est celle des vaisseaux qui est la plus forte.

Comme toute réaction est un fait de *vie*, ce n'est point sur le cadavre qu'il faudra chercher les maladies : le cadavre ne présente que des effets. Évitez, disent-ils, de vous arrêter aux changemens purement anatomiques, si vous voulez arriver au vrai diagnostic. Cependant les altérations matérielles pourront donner lieu à des indications et à des contre-indications particulières, avoir une part dans la maladie, être des élémens essentiels de diagnostic et surtout de pronostic. L'anatomie pathologique éclaire même quelquefois la nature de certaines maladies. Mais le mode de réaction d'un organe ou de tout l'organisme, mode de réaction dont l'anatomie ne donne point l'idée, voilà la source véritable du diagnostic.

Ce Vitalisme qui s'intitule *Hippocratique*, et qui est celui d'un certain nombre de bons praticiens, qui ont profité plus ou moins de tout ce qui s'est fait depuis Hippocrate, est un vitalisme de sens commun auquel s'arrêtent volontiers ceux qui ne cherchent pas une filiation bien nette dans leurs conceptions ; qui n'ont pas de grands besoins scientifiques, et qui possèdent un certain nombre d'idées saines, plutôt qu'un Système d'idées et une Doctrine physiologique bien arrêtée dans ses diverses parties.

Or, l'altération qu'offre en eux le vitalisme pur, est un progrès marqué vers la localisation et le monde matériel. Sans doute, auprès d'eux les faits généraux l'emportent sur les faits particuliers, les faits anatomiques ont moins d'intérêt que les faits vitaux, et le monde extérieur est subordonné à l'activité de l'organisme ; mais pourtant une large part est accordée aux travaux de l'Ecole organique. C'est le Vitalisme dont on conserve les idées-mères, en faisant des concessions au système opposé. On adoucit, on pallie, on décolore un spiritualisme trop rigoureux, parce qu'on sent des besoins qu'il ne satisfait pas. On emploie un langage dégénéré comme la Doctrine à laquelle on obéit ; on tourne même en ridicule le langage savant d'un vitalisme sévère, parce qu'on ne veut ou qu'on ne sait plus le parler.

XVII. Il en est (1) qui ont senti davantage, dans la science de l'homme, la valeur des faits matériels et la nécessité de s'occuper des circonstances locales ;

_____

(1) Miquel. *Lettres à un médecin de province*, etc.

qui, pour les utiliser, ont dû modifier plus profon-
dément la Doctrine qu'ils avaient embrassée.

Ils partent du dogme de l'*unité* et de l'*activité*;
mais ils ne vont pas au-delà, et jamais les mots *ame*
et *principe vital* ne sortent de leur bouche. Ils reconnaissent à chaque organe, comme à l'économie entière,
des *forces vitales*, des *facultés dynamiques* qui ne se
résolvent pas en propriétés anatomiques ou physiques:
ils admettent des *faits vitaux* qui pour eux ne sont
pas *provisoirement* vitaux, comme pour certains matérialistes. Mais chaque organe et le corps entier ont
des qualités ou *propriétés organiques*, outre leurs
propriétés dynamiques. Ces vitalistes continuent à
soutenir la distinction de lésions de *fonction* et de
lésions d'*organe*. Et bien qu'ils donnent la suprématie
aux faits vitaux sur les circonstances anatomiques,
le besoin qu'ils ont de s'occuper des fonctions particulières ou de la localisation des actes morbides, est
prouvé par cette espèce de morcellement de l'*unité*
qu'ils ont opéré, ou par l'attention qu'ils ont mise à
laisser dans l'ombre les questions les plus générales,
pour étudier celles qui ont rapport aux vies spéciales,
en les examinant néanmoins toujours en spiritualistes.

Dans les maladies, ils ont mis beaucoup de soin à
rendre saillantes les conditions qui sont hors de la
portée du scalpel. Ils ont défendu énergiquement la
spécificité des maladies, inexplicable par des changemens matériels, et qu'ils ont fait résider dans les
manières d'être des qualités dynamiques des organes
et du système entier. Ils prennent toute sorte de

précautions dans la forme , pour éviter de laisser
percer la philosophie qui les dirige. Ils la renient
même plus d'une fois ; lui reprochent des défauts ,
qu'ils croient éviter en se retranchant dans un certain nombre de principes , qui , sans doute , leur
donnent assez de puissance *critique* pour montrer
l'insuffisance des systèmes fondés exclusivement sur
l'anatomie ; mais avec lesquels ils ne parviendraient
pas à réaliser des travaux scientifiques *positifs ,* réguliers et irréprochables vis-à-vis d'une philosophie
un peu exigeante.

XVIII. Il est encore des hommes qui , nés aussi
avec la disposition à saisir mieux les faits généraux
et inaccessibles aux sens que les faits particuliers et
du domaine anatomique , à étudier l'*esprit* préféra-
blement à la *matière* ; qui , élevés dans la médecine
hippocratique et la philosophie spiritualiste , ont cependant tellement senti le pouvoir de l'Organicisme
qui régnait autour d'eux , que dans une partie de leurs
travaux , ils ont obéi à la conception qui le domine ,
presque sans le vouloir et comme à leur insçu. C'est
en les observant ailleurs que dans ces travaux spéciaux,
c'est en les suivant de près dans ces travaux même
où l'organicisme est corrigé par de nombreuses res-
trictions , que vous distinguez la nature véritable de
leur esprit. Tel homme (1) qui s'est élevé , à l'aide
de son vitalisme hippocratique , contre la doctrine de

_____

(1) Laennec.

M. Broussais, compose un livre dans lequel les faits anatomiques et physiques sont mis généralement en première ligne. Et lorsqu'il touche à des questions générales, il proclame le principe de l'*unité*, il exalte l'*activité* de la *force vitale* et la diversité *spécifique* de ses modes d'agir. Absorbé par le milieu qui l'entoure, il n'a pas eu le temps de mettre d'accord l'action des sens et celle de la réflexion, ses observations spéciales avec ses principes généraux. Exemple saillant de cette espèce de contradiction, qui doit être commune dans un temps où se pénètrent et se mélangent deux époques distinctes de nature, où la face matérielle et la face spirituelle de la vie se reconnaissent, mais sans se combiner ou se mettre en harmonie.

XIX. Voici des médecins en qui la contradiction est plus manifeste encore. Nés dans le Spiritualisme, après avoir pris dans le vitalisme leurs principales idées médicales, ils se sont portés de préférence vers les recherches anatomiques, l'étude des maladies et des opérations chirurgicales. Et cette seconde partie de leur éducation s'est faite sous l'influence de la *conception matérialiste*, qui a inspiré les ouvrages dont ils se sont servis. Ceux-là se croient éminemment positifs, parce qu'ils possèdent beaucoup de faits matériels, sans s'apercevoir qu'ils ne se rendent pas un compte suffisant de la manière dont ils sont liés dans leur tête. En effet, si généralement ils professent les principes de l'*unité* et de l'*activité*, assez souvent, lorsqu'il

s'agit de maladies dans lesquelles les détails anatomiques sont nombreux, vous les voyez manquer à ces
principes, en donnant le rang de *cause* aux conditions
organiques qu'ils devraient, comme vitalistes, qualifier d'*effet*. D'autres fois ils déclarent qu'ils ont une
égale estime pour les faits anatomiques et pour les
faits vitaux : concession dont ils ne savent pas la
portée, et d'après laquelle la *matière* deviendrait
pour eux l'égale de l'*esprit*; ce qui est une atteinte
mortelle à la conception première du spiritualisme
médical.

XX. Il y en a chez qui le désir de se prendre à
l'organisation ou à la matière se manifeste autrement.
Ils ne parlent jamais de *force vitale*, ni d'unité; ils
ont peur qu'on les soupçonne de se livrer à la
métaphysique et aux abstractions. A la place du principe vital, ils mettent le *système nerveux*, au-delà
duquel ils avouent qu'ils n'aperçoivent plus que des
nuages. Les phénomènes inaccessibles aux sens sont
pour eux *vitaux*, c'est-à-dire, *nerveux*; l'*harmonie*
des fonctions a son origine dans le système nerveux,
et l'*activité* des organes, dans les nerfs qui les animent.
Dans les maladies, les indications générales se rattachent également à l'état du système nerveux, que
l'anatomie ne saurait dévoiler. Derrière cette espèce
de retranchement à la fois matériel et vital, d'une
part ils se croient à l'abri de la critique matérialiste;
et de l'autre il leur semble, en s'examinant eux-
mêmes, qu'ils possèdent une science plus positive

que les Spiritualistes , moins grossière que les Organiciens.

XXI. Je pourrais vous montrer nombre de variétés
à côté des espèces que j'ai passées en revue. Quelque
nom qu'elles portent, on voit bientôt qu'elles sont
des formes de la Doctrine mère que j'ai exposée. Elles
sont des témoignages de l'altération graduelle qu'elle
a subie. Et pourtant les vitalistes dégénérés , au point
de vue le plus général , sont en progrès , il faut le
répéter , sur leurs prédécesseurs , de cela seul qu'ils
abandonnent une bannière usée.

Un mot seulement sur ces médecins en qui la philosophie spiritualiste est tellement indécise, en qui
le pouvoir de rattacher les faits à sa conception première est tellement affaibli , que si on ne connaissait
point les chaînons qui les lient au passé , on serait
embarrassé de dire quel sens ils donnent aux expressions de la vieille théorie à la faveur de laquelle ils
vivent encore. Voici à quoi se réduit l'espèce de
physiologie qu'ils professent. Ils établissent l'existence
de trois ordres de faits distincts : les faits *physiques*
et *chimiques*, les faits *anatomiques* et les faits *vitaux*.
L'étude de chaque fonction consiste uniquement dans
une triple énumération de ce genre. C'est beaucoup
s'ils se permettent de critiquer les théories physiques
et anatomiques, qui ont eu la prétention de systématiser ces faits ; car , pour eux , ils n'essayent jamais
de les coordonner : ils ne se hasardent point à dire
qu'elle est cette *signification* qui n'est ni chimique ,

5

ni physique , ni anatomique. Ils ne font qu'un
inventaire de détails , ou des procès - verbaux.
Ceux-là sont les manouvriers de la science , qui
entassent des richesses dont ils ne savent point se
servir.

XXII. J'arrive enfin à cette foule de médecins qui
ont pris cette devise pacifique : *Messieurs , amis de
tout le monde.* Ils pensent qu'il y a du vrai dans
chaque système , que les facultés du corps vivant
sont organiques vitales , je me trompe , *vitales organiques.* Ils seraient véritablement disposés à donner
une poignée de main à l'Organicien , si l'Organicien
consentait à leur donner raison en quelques points ,
ou à garantir leur existence de vitalistes. Leur foi
dans le principe vital s'est amortie et ils feraient bon
marché de l'unité sévère qu'il représente ; mais ils
ne peuvent consentir à nier l'*esprit.* Ils tiennent encore à leur *ame ;* ils croient fortement à son existence
distincte , car ils désirent très-fortement qu'elle *soit.*
Ces vitalistes , pour jouir de quelque tranquillité ,
conserver la jouissance d'une partie des anciens
privilèges de leur doctrine , feraient volontiers une
transaction avec le parti opposé ; ils stipuleraient
avec lui les bases d'une charte qui serait un mélange
du passé et du présent : reste ensuite à voir , dans
l'application , combien de temps l'équilibre serait
maintenu. Ce sont là les Éclectiques *vitalistes ,* c'est-
à-dire , avec tendance à retourner dans le spiritualisme, qui convient à leur nature ; mais des vitalistes

qui sentent le besoin d'une conciliation et qui la désirent.

XXIII. Je conclus que si les médecins ont abandonné la *conception spiritualiste* et la Doctrine médicale qui en découle, c'est qu'ils en ont senti et compris l'insuffisance. Mais toujours il y aura des savans qui préféreront l'étude de l'unité ou des *faits généraux*, à celle de la diversité ou des *faits particuliers*; qui auront plus d'aptitude à observer les faits *non matériels* que les faits *matériels*, les facultés propres à l'*être* que les influences du *monde extérieur*. C'est à moi de montrer qu'ils peuvent suivre leur vocation, sans continuer d'être en hostilité avec les savans qui ont une vocation opposée.

CHAPITRE III.

ARTICLE PREMIER.

Organicisme proprement dit.

I. J'ARRIVE au système opposé, l'Organicisme ou Matérialisme médical. Et je cherche à m'assurer s'il remplit mieux que le Vitalisme les conditions que nous exigions de lui, s'il satisfait aux besoins des physiologistes de tous les ordres. Je pourrais considérer l'Organicisme sous deux points de vue, et par rapport à sa valeur critique ou d'opposition au système précédent, et par rapport à l'importance qu'il a comme constituant une organisation scientifique nouvelle. Je ne parlerai point de sa valeur critique : elle est évidente, et c'est en cela surtout que le Matérialisme a servi d'abord aux progrès de la Science. Avant de passer à une systématisation nouvelle des faits médicaux, il a fallu prouver l'insuffisance de la systématisation ancienne. Ensuite, est venu un temps où l'on a senti plus que le besoin de recueillir des faits qui infirmassent la vieille théorie. Quand les richesses scientifiques se sont suffisamment accumulées , on veut les coordonner ; en d'autres termes , lorsqu'on a un fait sous les yeux et qu'on s'est dit : Il n'a pas réellement la signification qu'on lui a donnée jusqu'ici , on essaie à son tour malgré soi de lui en donner une. Eh bien ! pour remplir ce but , qu'ont fait les Savans qui ont révolutionné le Spiritualisme médical ? Ils en ont retourné le principe fondamental , ils ont gardé la dualité de l'*esprit* et de la *matière* , en lui donnant un sens diamétralement opposé à celui qu'il avait eu jusqu'à eux. L'idée de *cause* change : c'est la *matière* qui acquiert cette prérogative , elle prend la place de l'*esprit*. L'abstraction qui sépare les forces , des corps qui les possèdent , avait poussé la Science dans les spéculations métaphysiques ; par réaction maintenant, l'abstraction posera l'observation purement matérielle comme base de la science , et la science s'avancera à l'aide de spéculations physiques.

II. Or , voici la conception matérialiste :

Il n'y a de réel que la *matière* ; et la matière ou l'*être* c'est ce qui frappe nos sens : nous ne *connaissons* , nous ne nous instruisons que par les sens.

La diversité des corps et des phénomènes qu'ils présentent dépend de la disposition , de la constitution matérielle de ces corps , et surtout des agens extérieurs ; car la matière par elle-même est *inerte*.

Néanmoins , il faut distinguer les corps en ceux qui sont *organisés* et ceux qui sont *inorganiques*. Les premiers sont vivans , les autres ne le sont pas.

Ceux-ci ou les *minéraux*, qui commencent la série des êtres, offrent une composition croissante, c'est-à-dire, un *nombre* graduellement élevé de principes constitutifs.

Dans les *végétaux*, la complication est plus grande et augmente progressivement, tant sous le rapport du nombre des élémens constitutifs, que sous celui de l'*arrangement* des parties ou des organismes élémentaires, dont l'*agrégation* constitue l'être multiple végétal.

Ainsi des *animaux* : un *grouppement* de parties de plus en plus complexe nous conduit jusqu'à l'Homme.

L'*homme* est aussi une agrégation de parties, un grouppement d'organismes rapprochés de manière à réaliser des organes, des systèmes d'organes, des appareils.

Enfin, la *société* elle-même n'est qu'une *réunion* d'individus, une masse de molécules *intégrantes*, indépendantes, distinctes.

III. Il ressort de là que le Matérialiste *croit* à la matière comme à une réalité, à la matière comme *cause* de ce qui est ; de la même manière que le spiritualiste *croyait* à l'esprit comme réalité distincte et cause efficiente. Mais, demanderez-vous, s'il est légitime de nier l'existence de faits immatériels isolés, l'est-il aussi bien d'affirmer qu'il n'y a que des faits sensibles ou matériels à observer ?

Le Matérialiste assigne aux qualités *physiques* le rang de cause et croit justifier son hypothèse, en

montrant, autant que possible, que le phénomène
varie avec ces qualités. Mais ne prend-il pas un fait
de corrélation pour un fait de causalité ? S'il se livrait
à une observation plus rigoureuse des phénomènes,
il trouverait peut-être que la proportionnalité qu'il
invoque est assez souvent en défaut.

La division des corps *organisés* et des corps *non
organisés*, vivans et non vivans, a, par rapport à ce
que nous nommons l'*arrangement*, le même vice
qu'a vis-à-vis du fait d'*activité* la distinction des corps
vivans et des corps *bruts* admise par le spiritualiste.
Il y a un arrangement à constater dans la série entière
des êtres ; mais cet arrangement revêt des caractères
divers. L'être humain, lorsqu'il n'est encore qu'un
globule demi-fluide, est à l'état d'arrangement le plus
inférieur, comparativement à celui dans lequel il se
trouve quand il arrive à son développement complet.
A ne considérer que ce point de vue, on s'aperçoit
que le Matérialiste, qui a si bien rempli sa tâche de
critique contre la *dualité* du système spiritualiste, n'a
pas su pourtant se dégager de la dualité.

Cependant le Matérialiste établit que la même loi
régit tous les corps ; que la diversité des modes d'agir
de ceux-ci n'est qu'apparente, qu'elle rentre dans
l'unité ; qu'il n'y a enfin que des *degrés* d'action à
étudier dans la série des êtres.

L'*attraction*, l'*affinité*, telles qu'on les a comprises
jusqu'à ce jour, ont été constatées comme le fait général qui les résume tous, dans un grand nombre
de corps inférieurs, les minéraux. Dans les minéraux,

la réaction et l'action sont proportionnelles , et l'on peut mesurer l'une par l'autre. Là aussi la constance , la régularité du retour des phénomènes sous l'impulsion d'une même cause a légitimé l'application du calcul. Les corps de cet ordre qui reçoivent l'impression d'une cause , offrent ce caractère qu'ils cèdent , obéissent comme passivement à son action. L'on a pu croire d'après cela , surtout par une étude toute de morcellement , à l'inertie de ces corps placés à l'extrémité inférieure de la série. Mais , en réalité , n'aurait-on pas pris le minimum d'activité propre pour l'inertie ? Voyez : la vérification d'une loi nécessaire , morte n'est bonne que jusqu'à une certaine hauteur de l'échelle des êtres ; et le Matérialiste ne parle que d'*espérances* , quand il est question d'êtres plus élevés ou vivans. Enfin , malgré lui , quand il en vient à l'Homme , il retombe dans l'*antagonisme* de l'être et de son milieu , des affinités ou lois propres au corps vivant avec les lois générales ou du monde extérieur. Oubliant l'unité de loi à laquelle il *croit* , il continue à définir la vie : une *résistance* aux agens extérieurs.

Nul doute que la chimie et la physique des corps inertes ont pris un grand essor , sous l'impulsion de l'hypothèse qui consacre le morcellement ou la multiplicité, et l'inertie ou la passivité. Mais elle est appelée à en faire de plus grands , dès que l'on s'apercevra que les propriétés d'un corps ne tiennent pas à la présence seule de tel principe , mais *à la manière dont toutes les parties de ce corps sont associées entre elles et avec les corps environnans* ; lorsque . à la place des fluides impondérables , on mettra *les modes d'action des corps eux-mêmes.*

La justification de l'hypothèse matérialiste laisse beaucoup plus d'embarras, donne beaucoup moins de satisfaction, à mesure qu'on aborde des corps DE MOINS EN MOINS INERTES , ou lorsque l'on se trouve en face des corps vivans ou organisés. En vain le Matérialiste soutient que la science de ces derniers n'est qu'une physique et une chimie ordinaire , aux modifications près introduites par les circonstances d'organisation sensible. En vain affirme-t-il que les êtres ne diffèrent que du plus au moins : les faits qui ne peuvent être compris dans cette manière de voir et dont on est obligé de renvoyer l'explication à des temps meilleurs, sont nombreux , et d'autant plus nombreux , qu'on se rapproche de l'Homme, c'est-à-dire , du corps qui est le plus *actif* et le plus *un.*

Dans ce Système , ce n'est point l'homme qui est le point de départ et le sujet auquel le Matérialiste rapporte , compare tout : ce sont les corps inorganiques qui le sont ; c'est à eux qu'il veut rattacher , par des analogies toujours plus fortes , les animaux et l'homme même.

Dans l'étude des corps organisés distinguez la science qui décrit et qui classe des faits matériels, ou l'*Histoire naturelle* proprement dite des végétaux et des animaux, de la *Physiologie.* Les progrès ne marchent pas de pair dans l'une et dans l'autre. Nul doute que la connaissance de l'aspect matériel des êtres organisés s'est prodigieusement agrandie par l'observation ; mais ce

n'est point là que sont les difficultés : elles sont dans
l'étude du mode d'agir des êtres et des parties des
êtres que, comme Naturalistes, vous avez anatomisés,
décomposés et décrits.

IV. Or, voyez l'influence de la conception matérialiste dans l'étude de la physiologie des corps organisés. Le spiritualiste, qui partait de la croyance
à *l'activité de l'être* qu'il faisait résider dans une cause
non matérielle, subordonnait le milieu ou monde
extérieur à l'être qu'il examinait. Le Matérialiste fait
l'inverse : il se place dans le monde extérieur et
subordonne à celui-ci le végétal ou l'animal qu'il
étudie. Ainsi, premièrement, c'est le milieu qui engendre les êtres et décide ce qu'ils sont par le fond et
par la forme : la structure et le nombre des élémens
constitutifs spécifient les corps du règne végétal et du
règne animal ; elle est en rapport avec des circonstances
environnantes déterminées, comme un effet est relatif
à sa cause. En second lieu, l'être, une fois produit,
doit au monde extérieur son développement, sa constitution matérielle et les phénomènes qu'il manifeste.
Ces phénomènes varient, comme les circonstances
extérieures et les circonstances organiques, qui en
décident la nature et l'intensité.

C'est pourquoi la science des corps organisés se
résout en chimie et en physique mortes. Par suite de
leur combinaison et de leur structure, les végétaux
ne manifestent qu'à un degré plus élevé les phénomènes des corps inertes. Le végétal est une *agréga-*

tion d'individus élémentaires, une *collection* de parties qui fonctionnent chacune à leur manière : l'ensemble des fonctions, leur *somme* constitue la vie générale. Le Matérialiste, qui passe du minéral où réside le minimum d'unité, du minéral dans lequel l'individualité, le lien qui unit les parties n'est point apercevable, au végétal qu'il lui compare, ne comprend pas autrement l'unité de ce corps. Pour lui, tous les faits sont primitivement locaux ; il y a *accolement* et non *association* des parties d'un corps entre elles et des corps entr'eux.

V. L'animal sera donc aussi un ensemble de parties diversement arrangées, un groupe d'êtres élémentaires qui fonctionne suivant que le commandent sa structure propre et les agens du dehors. Les modifications que présentent les espèces, celles que présentent les fonctions tiennent à ces agens comme à leur cause. La vie, à mesure qu'on parcourt la série, change comme le milieu ambiant et comme l'organisation.

Le Matérialiste, étudiant la complication croissante des animaux, rapporte les différences plutôt au *développement et au nombre* des élémens de l'organisme qu'à leur *mode de combinaison ou d'association*. Un organe et par suite une fonction *s'ajoutent* aux organes qui constituent un animal, pour former un animal plus parfait. L'Homme n'est qu'un degré de plus de complication organique que l'être qui vient immédiatement après lui. On arrive à l'homme par des transitions anatomiques graduelles, et les connaissances qu'on obtient sur la physiologie ne sont qu'une résultante des connaissances qu'on a recueillies sur l'organisation des animaux précédens. Ici, comme ailleurs, c'est la conception de la multiplicité qui sert de guide.

VI. L'Homme est un grouppement d'anneaux organiques, une agglomération d'êtres indépendans qui ont chacun leur action particulière, fixée par leur organisation qui est mise en jeu par les modificateurs externes. Ceux-ci sont véritablement les agens, les causes de la vie ; il n'y a que des réactions à des stimulans. Conséquemment, les phénomènes de notre corps ont leur explication dans la structure du sujet et les agens extérieurs. Les penchans, les dispositions et leur diversité se trouvent en rapport avec cette double condition. Chaque tendance passionnelle, intellectuelle ou physique, et les actes qui lui sont attachés ont leur organe correspondant. Toute disposition et toute fonction est donc un état local et anatomique ou matériel.

Il suit de là que la chimie, la physique et l'anatomie sont les objets fondamentaux de l'étude de l'Homme. L'anatomie dévoile la structure, la forme, la composition des parties à celui qui cherche sans cesse à préciser le siège des fonctions, à saisir la relation nécessaire qui existe, suivant la conception matérialiste, entre la spécialité de structure et la spécialité de fonctions ; à celui qui s'applique inces-

samment à trouver dans les êtres inférieurs l'analogue des phénomènes qu'il observe , pour en trouver
l'explication dans la physique et la chimie ordinaires.

Pour le Matérialiste , le lien des fonctions ou des vies
spéciales n'étant point un fait primitif mais une conséquence , le corps humain n'est pas une *association*
de membres , c'est un *agrégat*. L'harmonie des actions
étant un résultat , il n'a que des intérêts particuliers
à apprécier. L'ordre du corps humain est l'ordre des
Républiques. Les intérêts généraux , la vie générale
ne sont que la somme des intérêts particuliers , des
vies locales. Or , il n'est personne aujourd'hui qui
ne sente que dans l'homme , comme dans la société ,
il ne saurait y avoir ordre et harmonie aux conditions
que la conception matérialiste suppose. L'ordre normal
est dans l'*association* , par laquelle tout intérêt , *toute
vie* , tout acte est à la fois général et local , social et
individuel. Les Physiologistes organiciens ont cherché
à s'expliquer la généralisation , l'irradiation des
actions particulières ; mais leur hypothèse première
isole , divise sans cesse et n'associe jamais : elle est exclusive , elle appelle *cause* ce qui n'est qu'une des *conditions* du phénomène. Ainsi , le système nerveux
est choisi par les uns comme moyen de communication
des divers organes , pour l'agent des irradiations sympathiques ; d'autres , avec autant de raison , prennent
le système vasculaire , etc.

Ce n'est pas tout : les Vitalistes avaient inventé des
forces ou des modes d'agir spécifiques de la cause
vitale , pour indiquer la diversité des fonctions de

l'économie humaine ; et ils en avaient porté le nombre
très-loin. Par la désignation de ces forces , ils avaient
établi les différences comme étant radicales , puisqu'ils
en avaient mis l'explication dans une cause métaphysique distincte et spéciale. Les Matérialistes , par un
effort de réaction , se sont jetés dans l'extrême opposé ,
et ils se sont plutôt occupés des ressemblances qu'ont
entr'eux les actes de la vie que des dissemblances qui
les spécifient. Pour eux, ce ne sont , rigoureusement
parlant , que des degrés de la même action ; et de
cette manière c'est , pour ainsi dire , au profit de la
vie commune , ou de ce qu'il y a de semblable au
fond dans les opérations du corps vivant , qu'a été
faite l'étude de la vie particulière ou de ce qui constitue
une fonction et la distingue des autres. De même que,
dans la série des êtres vivans et organisés , il n'y
avait pour eux que des degrés de perfectionnement
en vie ou organisation , de même il n'y a que des
différences en plus ou en moins à constater dans la
série des organes ou des fonctions de l'être humain.

VII. Quelle sera l'hygiène de l'Organicisme ou
matérialisme médical ? En d'autres termes : quelles
conséquences pratiques aura ce Système dans le développement et la conservation des hommes ?

L'art d'élever l'être humain reposera sur la
connaissance approfondie du milieu dans lequel il vit
et de l'organisation qui en reçoit l'influence. Il s'agit
de stimuler l'action des organes par un emploi

bien entendu des agens du dehors. Pour modifier l'être, il faut modifier son milieu. Chaque organe a son éducation à faire. Au moral, les aptitudes sont des dispositions de l'organisation encéphalique : des excitations appropriées les mettent en jeu. L'intelligence est en proportion de l'exercice des sens et des parties encéphaliques qui en sont la continuation. Et il n'y a de positives que les Sciences physiques ; les Sciences métaphysiques doivent être rayées de nos cadres. Quant à l'éducation physique, elle se compose également d'une suite de stimulations combinées dans l'intention de favoriser le développement des organes et conséquemment leur action physiologique. Dans l'un et l'autre cas, l'éducation est toute-puissante, car les organes vivans sont passifs et réagissent proportionnellement aux irritations qui leur sont adressées. Toutefois, la réaction est d'autant plus marquée, que des conditions organiques héréditaires ou autres la favorisent mieux. Les aptitudes natives étant, pour l'Organicien, des manières d'être qui se traduisent anatomiquement, lorsqu'il s'agira du libre arbitre, il prononcera autrement que le spiritualiste. L'action des causes extérieures et de l'organisation est inévitable, selon lui ; toujours un homme est poussé invinciblement, mais plus ou moins énergiquement, à l'accomplissement de ses actes. Jusqu'à quel point dès-lors doit-il en porter la responsabilité ?

Dans les applications de l'intelligence humaine, le Physiologiste organicien s'intéresse exclusivement aux travaux spéciaux et de détail, plutôt qu'à ceux d'ensemble et de systématisation : l'observation est toute matérielle.

Dans la direction et l'emploi de la force physique, il a la même tendance. La coordonnation des efforts pour un but, dans l'homme comme dans la société, n'entre point dans les objets de ses recherches.

En ce qui touche la conservation de l'être ou le maintien de l'état normal, il n'a point d'autre règle. Il applique son hypothèse à la vie *organique* comme à la vie *animale*, et elle lui commande de s'enquérir d'abord du monde extérieur, ensuite de l'organisation du sujet. Si celle-ci n'est point dans des conditions qu'il convienne de respecter, parce qu'il serait trop difficile de les changer, il regarde comme certain qu'en modifiant les agens extérieurs il modifiera la fonction. L'Organicien attend généralement des effets en rapport avec l'action qui les provoque ; comme il est loin de les obtenir toujours, il se voit dans la nécessité d'en accuser une organisation réfractaire. Ces mécomptes ne l'empêchent pas de déterminer trop souvent *à priori* les qualités d'un bon air, d'un aliment sain, d'un climat favorable.

VIII. Poursuivons les conséquences de la conception matérialiste dans l'étude théorique et pratique de l'homme malade.

La Science des maladies est semblable en tout à celle des fonctions. Il n'y a que des maladies locales, c'est-à-dire que tous nos organes peuvent être primitivement lésés indépendamment les uns des autres.

Les changemens dits généraux sont un retentissement, une propagation physique de l'état de l'organe affecté à l'ensemble des autres. La division des maladies est anatomique : c'est celle des systèmes d'organes , ou des cavités et des viscères qu'ils renferment.

L'Organicien attache à l'observation des causes externes , que le Vitaliste qualifie seulement d'*occasionnelles* , une importance majeure ; car , d'après son principe , le corps vivant ne jouit que d'une force réactive , et les réactions pathologiques doivent être généralement en rapport avec l'intensité et la nature des causes extérieures. L'action de ces causes est toujours locale.

L'organisation malade absorbe en grande partie l'attention du médecin matérialiste , car c'est l'organisation incessamment modifiée par les agens externes qui est la vie. L'anatomie pathologique est donc , à ses yeux , dans la science des maladies , ce qu'est l'anatomie saine dans la physiologie. Un désordre de fonction n'est qu'un désordre anatomique. Les symptômes sont l'ombre de la lésion et lui répondent comme à leur cause ; ils doivent lui être proportionnels en nature et en intensité. Tout symptôme qui n'a pas sa traduction matérielle, l'aura par suite des progrès de la Science. Toute lésion de fonction étant déjà une lésion organique, les maladies qui sont la conséquence d'une lésion de fonction sont des maladies dont la cause est purement anatomique. Toute disposition morbide même est un état vicieux de la constitution physique d'une ou de plusieurs parties. Enfin , il n'y

a point, pour l'Organicien, de faits *vitaux* ou non anatomiques; mais il y a des faits provisoirement vitaux,
c'est-à-dire, inexpliqués encore par des changemens
matériels. Les maladies primitivement générales ont
été rayées des tables du médecin anatomiste, ou mal
étudiées : je citerai particulièrement les maladies inter-
mittentes. Il en a été ainsi de celles qui n'offrent pas
de circonstances accessibles aux sens, comme les
affections nerveuses proprement dites. Au contraire,
tout s'est fait au profit du système vasculaire, qui
donne tant de prise à l'observation matérielle. L'Organicien est à l'extrême opposé du Vitaliste, qui en
réfère toujours aux causes métaphysiques, pour lui
sources exclusives de tout phénomène de vie.

La diversité des maladies n'est pas radicale. Point
de maladies spécifiques; non seulement l'état pathologique n'est qu'un degré de l'état normal, mais
encore les maladies ne sont que des nuances du même
état. L'*irritation*, par exemple, ne varie que suivant
l'intensité de la cause qui l'a produite et la structure
ou la disposition matérielle de la partie où elle siège.

IX. Voici maintenant la pratique médicale qui
résulte de cette théorie. Le médecin organicien a une
grande foi en lui-même et dans les ressources de son
art; car il suppose que les parties de l'économie humaine n'ont d'autre puissance que celle de répondre
passivement aux stimulations. Par suite, il compte peu
sur la tendance curative des organes. Aussi, les
phénomènes que les vitalistes regardent comme des

moyens qui servent à opérer la solution des maladies , à ses yeux ne sont que des résultats qui témoignent du rétablissement de la santé. D'ailleurs , qu'attendre des efforts de l'économie , si toute lésion est une altération plus ou moins profonde de l'organisation ?

Le médecin anatomiste attaque le mal là où il l'aperçoit , dans chaque organe isolément. Il n'y a pas pour lui d'indication thérapeutique générale. Il s'applique sans cesse à diminuer l'excès de stimulation qui entretient le désordre , soit en soustrayant la partie lésée aux agens naturels , soit en employant des moyens qui modifient directement l'organisation. On ne saurait , dans ce Système , introduire de changement qui n'intéresse uniquement les conditions physiques du sujet. La Chirurgie est la Médecine ; quand on emploie le terme de chirurgien , on entend l'homme de l'art complet.

Après la mort, le médecin anatomiste veut expliquer par les dégradations trouvées à l'ouverture du cadavre tous les événemens passés et la mort elle-même. Et cela est cause qu'assez souvent il est obligé de supposer l'existence de dégradations qu'il ne voit point. Comme conséquence du principe que toute maladie est un désordre anatomique dès le début , il lui arrive également de prendre pour graves ou même incurables des affections qui ne le seraient pas ou qui le seraient moins , s'il se dirigeait d'après une autre hypothèse.

X. Les agens thérapeutiques sont considérés par l'Organicien comme exerçant des actions purement

locales , dès le moment de leur mise en contact avec
les organes. L'absorption dissémine ensuite l'action de
ceux de ces agens qui peuvent être absorbés , en
en transportant les molécules aux points éloignés de
l'économie. Pas de remède dont l'action soit primitivement générale ; l'effet est nécessaire , inévitable , et
il n'intéresse le corps vivant que matériellement. Il
suit de là que l'Organicien n'a que peu ou point de
confiance dans les moyens qui sont hors du monde
sensible ; et que les ressources qu'embrasse la médecine *morale* , que les moyens capables d'intéresser le
cœur et l'esprit ne doivent être comptés pour rien
dans l'exercice de l'Art.

    Pour ce qui concerne l'appréciation des effets thé-
rapeutiques d'une substance médicamenteuse, la règle
à suivre découle immédiatement du principe. Ces
effets se déduisent directement de ceux que l'agent
détermine dans l'état physiologique. Il ne saurait y
avoir de moyens spécifiques , puisqu'il n'existe point
de maladies qui le soient. De là, l'appréciation inexacte
des déterminations faites au lit du malade , qui
pourtant font juger des rapports spéciaux plus intimes
qui existent entre tel médicament et telle affection
morbide.

    XI. Tel est l'esprit du Matérialisme médical : la
conception qui lui sert de base en dit le caractère.
Cette conception établit une manière de voir les faits
généraux et particuliers, les relations de l'être et du
milieu qui l'entoure , les circonstances qui sont prin-

cipalement accessibles aux sens et celles qui le sont surtout à la réflexion. Théorie et Pratique sont conformes à l'idée première.

XII. Ai-je besoin de montrer maintenant que ce Système sur l'Homme se rattache à une doctrine analogue sur la Société et l'Univers? Le Matérialiste assigne pour but à l'Homme sa *conservation* et la *propagation de l'espèce*, et il ne veut d'autre règle, dans l'accomplissement des actes qui tendent vers ce but, que celle qui permet à chacun d'y marcher librement ou suivant sa volonté personnelle ; en d'autres termes, il ne prend pour règle que le caprice individuel. Pas de direction générale, pas de hiérarchie : elles sont des entraves. La Société est une *agglomération* d'individus *indépendans* ; ils n'ont pour lien qu'une force de cohésion variable. Or, je le demande, l'harmonie sociale peut-elle être la conséquence de l'application d'un semblable principe ?... N'est-ce point là au contraire consacrer l'antagonisme d'homme à homme? La liberté de l'un peut-elle ne pas froisser la liberté de l'autre? Une société fondée sur le Matérialisme est une armée en déroute ; c'est un *tas* d'individus en état de concurrence, c'est-à-dire, de guerre dans l'Industrie, dans la Science, dans les Beaux-arts !....

Enfin l'*Univers*, *Tout ce qui est*, ou la *Nature*, comme le dit le Matérialiste, est l'ensemble de tous les corps, c'est un *grouppement* général. L'attraction et la répulsion sont les deux grands phénomènes qui les résument tous ; l'antagonisme est un fait primordial. L'Ordre universel est assis sur cette base!,... La Nature se compose et se décompose sans cesse ; une loi calculable, morte, nécessaire, fatale régit, enchaîne tout. l'Univers de l'Organicien n'est qu'un immense cadavre.....

Sous peine d'être en contradiction avec lui-même, le Matérialiste doit vouloir les conséquences de son principe, dans toutes les parties de sa vie théorique et pratique.

Mais quel est l'homme pour qui il sera possible de se conformer à un Système qui fait abstraction du lien qui coordonne, harmonise, vivifie tout, associe les êtres les uns avec les autres, les hommes entre eux, les nombreuses parties d'un corps entre elles, une existence enfin quelle qu'elle soit avec le milieu qui la pénètre(1)? Cet homme nierait l'Ordre, l'ordre de l'Univers ; croyance qui nous suit partout malgré nous ; l'Ordre que ceux-là même qui le nient cherchent à reconnaître de plus en plus, à déterminer sans cesse. Aussi, je ne crains pas de le dire, il n'y a pas de matérialiste conséquent, de matérialiste véritable.

Sans sortir du domaine scientifique, observez ceux qui sont le plus voisins du type que je viens de montrer : il vous sera facile de vous convaincre que, théoriquement ou pratiquement, ils font des conces-

---

(1) Voyez mon *Discours sur la science des rapports de l'homme avec le monde extérieur.* 1852.

sions qui prouvent qu'ils *croient*, sans s'en douter ,
à l'*unité*, à l'*activité*, comme faits primitifs ; ou mieux ,
qu'ils n'obéissent pas toujours au principe de la *mul-*
tiplicité ou de la *passivité* pures.

ARTICLE DEUXIÈME.

Modifications de l'Organicisme.

XIII. Dans l'étude des conditions matérielles , tous
les Organiciens ne s'arrêtent pas aux qualités physiques grossières que découvre l'anatomie ordinaire.
Cette première anatomie , dont le champ est à peu
près entièrement connu , n'ayant pas satisfait nos
exigences aussi positivement qu'ils l'avaient annoncé ,
ils ont eu recours , pour se rendre compte de beaucoup
de difficultés qu'elle n'avait pas surmontées , à une
anatomie plus délicate , celle qui a pour objet plus
avancé la texture même , l'arrangement intime des
parties. Dès que les médecins anatomistes sont entrés
dans cette route , leur enthousiasme s'est ranimé. Et
aussitôt ils ont affirmé que l'anatomie de texture
dévoilerait les secrets qui échappent à l'anatomie
grossière ; que l'anatomie de texture devait être la
base de la physiologie et de la pathologie.

Vain espoir : la fine anatomie elle-même a trompé
leurs espérances. Si elle a enrichi de beaucoup de
faits la Science de l'homme , ou plutôt l'étude de
l'aspect matériel des organes sains et malades ; elle

n'a rien fait pour la science des causes , elle est devenue même l'occasion d'une foule d'assertions men-
songères. Et les anatomistes impartiaux n'hésitent
point à convenir aujourd'hui de son impuissance.

C'est pourquoi il est des Organiciens dont le matérialisme s'appuie de préférence sur la composition
chimique des parties. Cette troisième face des conditions sensibles qu'ils érigent au rang de cause est
difficile à manier dans la doctrine de l'Organicisme.
Son étude entraîne d'ailleurs des conséquences également reprochables ; puisque le même principe la
dirige , c'est-à-dire , que l'on examine des élémens
isolés et des actions distinctes là où il y a association
de principes ou d'influences pour un but déterminé ,
la production d'un certain phénomène (1).

C'est donc toujours une philosophie et un Système
auxquels on ne peut être fidèle en théorie comme en
pratique , soit qu'on s'arrête aux conditions physiques
de l'anatomie grossière , aux conditions de l'anatomie
de texture ou aux données de l'analyse chimique.

XIV. Mais il est des Organiciens chez lesquels se
présentent des dispositions d'esprit moins sévères
et une confiance moins arrêtée dans l'hypothèse de la
matière. Ce sont ceux qui obéissent au principe spiritualiste , en ce qui concerne les doctrines des fonctions intellectuelles, et au principe matérialiste dans
l'étude des autres fonctions. Ils sont à peine sortis de

(1) Voyez Chap. VI.

la dualité du passé , c'est-à-dire qu'ils classent les faits de l'économie en deux groupes , celui de la vie animale et celui de la vie organique. En cela , rigoureusement parlant, ils se montrent encore partisans de la distinction de l'ame et du corps. Mais on s'aperçoit qu'ils le sont bien davantage, si l'on considère qu'ils continuent à regarder comme *instrumens* d'une cause non matérielle , les organes les plus influens dans l'exercice de l'intelligence , du temps qu'ils regardent non comme instrumens mais comme cause de l'ensemble des autres fonctions les conditions anatomiques des parties qui les exécutent. Parmi ces médecins il en est qui adoptent aussi la croyance à une *Cause première* qui aurait imprimé le mouvement au Monde et en aurait réglé les lois.

Quelques-uns par suite du défaut d'unité de Doctrine, et l'inconséquence dans laquelle ils vivent relativement à leur principe fondamental , s'offrent avec un autre caractère. Ils appliquent, par exemple , avec justesse l'hypothèse de la multiplicité pure ou du groupement, dans la Science des êtres inférieurs à l'homme ; et, arrivés à celui-ci, ils font au Spiritualisme de telles concessions qu'ils tombent, pour ainsi dire , dans le Vitalisme et adoptent l'existence d'une cause distincte de l'organisation pour s'expliquer l'harmonie des actes de la vie , l'unité , l'activité ; faits à l'intelligence desquels ne saurait suffire la conception de l'accolement des organismes.

XV. Il est quelques médecins qui s'annoncent comme

des soutiens vraiment éclairés du Matérialisme médical, tant qu'il est question de théories physiologiques
et pathologiques ; mais ils sont totalement transformés
dès qu'ils arrivent au lit du malade. Alors ils déposent
leur vêtement théorique : ils pratiquent en médecins qui
croient à la puissance médicatrice, ils la respectent,
la sollicitent à agir, là dirigent avec habileté. Vous
les entendez dire qu'ils sont les interprètes et les
ministres de la Nature, et même que la plupart des
guérisons sont dues à la Nature plutôt qu'au médecin.
Au contraire, le moment vient-il de pratiquer une
autopsie cadavérique et d'en interpréter les faits, ils
sont redevenus Organiciens. Alors c'est l'autre principe
qu'ils proclament : « On n'est malade qu'avec des organes ; les symptômes doivent correspondre aux lésions
comme à leur cause véritable, etc. »

XVI. Je finis en indiquant les bases principales
d'un Matérialisme médical, qui peut être pris pour
une amélioration de ce Système tel qu'il était d'abord
conçu. Je veux parler de la théorie de ceux qui
prennent le *fluide électrique* pour cause de tous les
phénomènes.

Il y a deux sortes de matière, disent-ils ; la première
fait la base *pondérable* des corps, la seconde leur base
impondérable. Celle-ci est cause : elle préside à tout
mouvement. La matière se présente sous deux formes :
l'une organique, à laquelle correspond la fixité des
aggrégations ou combinaisons ; l'autre inorganique,
à laquelle appartient la non fixité : c'est la cause im-

pondérable , le fluide moteur , le fluide électrique
enfin qui décide ces formes. La vie est le *mouvement*
intime et continu des atômes et des molécules : tout
se résout en phénomènes de mouvement.

Le fluide électrique existe partout. Lorsqu'un corps
est mis en contact avec un autre corps, il y a un
changement dans la composition , un mouvement
moléculaire ; et la cause de ce mouvement , quelque
soit le corps qui le présente , est dans le fluide électrique. Le phénomène de mouvement paraît différer
dans les corps , et cependant en réalité cela n'est pas.
Les mouvemens d'affinité , d'irritabilité , de contractilité , de sensibilité , sont un même fait. La différence
apparente vient de ce que le fluide moteur agit dans
des corps diversement organisés , depuis ceux qui
n'ont pas de système nerveux , jusqu'à ceux qui ont
des nerfs d'un ordre inférieur et graduellement jusqu'à l'homme qui a plusieurs systèmes nerveux bien
centralisés.

L'augmentation ou la diminution exagérée du mouvement intime et continu ou normal des atômes et des
molécules constitue la maladie. Si les organes sont
altérés , leurs mouvemens sont irréguliers et les fonctions dans un état pathologique.

XVII. L'énoncé de cette conception vous suffit
pour la juger.

Le *fluide électrique* et la *matière* avec les deux
formes qu'il détermine en elle , telle est la dualité
qu'on adopte. Or , là nous sommes encore à peu près

dans le principe du spiritualisme ou du vitalisme : *fluide électrique* prend la place d'*ame* et de *principe vital*. Toujours réalisation de deux abstractions. Au lieu de voir des corps en action, on invente une cause pour se rendre compte des phénomènes qu'ils présentent, et on la sépare des qualités physiques de ces corps.

Mais, dit-on, le fluide électrique est de la matière. Je réponds que c'est une matière qui ressemble fort à un être métaphysique ; puisqu'à l'instant même on lui dénie la propriété essentielle de ce qui est matériel, la pesanteur.

L'existence de cette matière d'un ordre différent de la matière ordinaire est une hypothèse tout aussi étrange que celle de l'ame ou du principe vital.

Une fois qu'on a admis la distinction de deux matières, il est nécessaire qu'on s'exprime sur les *attributs* de celle à qui l'on départit l'influence de cause. La matière, telle que les physiciens l'ont admise jusqu'ici, est inerte et divisible : si tel est le fluide électrique, le Matérialisme dont je parle ne cesse point d'être une doctrine de *passivité*, de *morcellement*. Si le fluide électrique est une substance explicative de l'*unité* ou de l'*individualité* et douée d'activité propre, elle ne diffère pas en ce point capital de la cause efficiente des Vitalistes, et la Doctrine de l'électricité nous ramène au Passé. Cependant ceux qui la professent sont évidemment des Matérialistes.

Maintenant remarquez que si au premier abord il semble que c'est un grand progrès d'avoir limité à une seule les causes des phénomènes variés que manifestent les corps, en réalité on tombe dans un défaut qui, pour être différent de celui qu'entraîne l'admission de la pluralité de ces causes, n'en est pas moins grave ; puisque, si dans ce dernier cas vous séparez des phénomènes analogues, dans l'autre vous confondez sous un même chef des phénomènes qui ne se ressemblent pas, ou mieux, des phénomènes qui sont semblables autant que différens. En établissant qu'il n'y a que des différences apparentes entre les mouvemens de gravitation, d'affinité, d'irritabilité, de contractilité, de sensibilité ; en affirmant que c'est le même fait, vous prouvez que vous n'avez aperçu qu'une face de la réalité ; car il est tout aussi fondé, bien qu'aussi exclusif, de dire que ces mouvemens sont radicalement distincts les uns des autres.

Non, dans les phénomènes que présentent les corps il y a autant d'analogies à saisir que de dissemblances. Et parmi les Savans il en est qui saisissent mieux les analogies, il en est qui saisissent mieux les différences : les premiers sont aussi utiles que les seconds.

Que si ensuite vous veniez à examiner l'opinion que la vie n'est que *mouvement*, vous vous convaincriez qu'on est arrivé à ce résultat par la route qui a conduit à l'admission d'un *fluide* ou d'une *cause unique* qui doit tout expliquer.

XVIII. La doctrine de l'électricité aurait moins d'inconvéniens, si elle consacrait la diversité autant

que l'unité ; si elle était conçue de manière à affirmer , non que les êtres diffèrent seulement du plus
au moins , mais que tout en étant semblables ils offrent des différences en rapport avec des modes d'agir
qui les spécifient et les individualisent ; qu'ils sont
eux-mêmes , tout en étant les autres ; qu'au point
de vue général il y a un *seul être et plusieurs êtres ,*
une vie commune à la fois et une vie spéciale.
Pour cela il ne fallait pas dire qu'il existe un fluide
universel électrique , dont chaque corps possède une
partie ; mais qu'il existe un fluide qui se diversifie
suivant les corps , un fluide qui est multiple sans
cesser d'être un. Et mieux encore , pour sortir de la
philosophie d'abstraction que nous a léguée le Moyen
âge , il faudrait pouvoir exprimer qu'il n'y a que
*des corps agissant les uns sur les autres suivant les
degrés et les modes d'attraction dont ils sont doués ,*
de manière à constituer une vaste unité de la diversité indéfinie. Alors la vieille dualité s'efface : tout
est actif et passif à la fois , tout attire et est attiré ;
tout s'anime graduellement , tout vit ; mais chaque corps
vit de la vie des autres en même temps que de la
sienne propre. Il n'y a point des lois générales et des
lois particulières , il y a *une loi qui a des modes relatifs à la multiplicité des êtres....* Mais alors on touche
à un principe nouveau.

XIX. Je ne vous montrerai pas les nombreuses concessions que font les Matérialistes , pour s'accommoder
aux progrès qui se préparent et qui troublent insen-

siblement leur croyance à une conception exclusive.
Leur foi s'affaiblit visiblement ; chaque jour ils laissent
tomber quelques lambeaux vieillis du Matérialisme
que leur transmirent Bichat, Cabanis et Broussais.
Enfin leur goût d'antagonisme et de critique s'est tellement assoupi, que les plus ardens eux-mêmes passent
à des sentimens paisibles et rendent hommage à la
modération de l'Éclectisme.

XX. A présent, concluez avec moi que les deux
principes du Passé ne servent plus aux progrès de la
Physiologie humaine, ni aux besoins de systématisation que vous éprouvez ; parce qu'ils sont exclusifs
et parce qu'ils servent de fondement à des Doctrines
qui consacrent la division radicale de la Science, et
la lutte parmi les hommes qui la cultivent.

Mais sachez reconnaître également que ces deux
Systèmes n'ont existé que parce qu'ils ont eu puissance
de donner satifaction à deux ordres de *natures intellectuelles* ; à deux sortes de caractères physiologiques
fondés sur des prédominances primitives et non pas
sur des dissemblances radicales qui s'excluraient. En
effet, il y a et il y aura toujours, d'un côté, des
Savans qui préféreront l'étude des faits généraux ou de
l'unité à l'étude des faits particuliers ou de la diversité ; l'étude des circonstances non matérielles à celle
des circonstances matérielles ; l'étude des influences
propres à l'être à celle des influences du monde extérieur. D'un autre côté, toujours on verra des
hommes qui apportent nativement une disposition et

des aptitudes inverses. Et tous suivront leur vocation ,
mettront en jeu leur puissance , non seulement sans
vivre en hostilité , mais en s'associant graduellement
davantage. Je vais vous dire par quels moyens ce
résultat peut s'obtenir.

CHAPITRE IV.

—◁◦▷—

—

I. Les deux Systèmes que j'ai formulés dans leurs principes , et dont j'ai signalé les conséquences générales , ont existé dans tous les temps. D'abord adoptés instinctivement , ils l'ont été ensuite avec plus de réflexion à mesure que l'Intelligence s'est agrandie. Ils ont existé ensemble à toutes les époques , et cependant tantôt l'un , tantôt l'autre avait la prééminence. Ce partage des esprits , ces alternatives de croyances scientifiques ont servi le progrès de la raison humaine. Les forces se sont portées comme exclusivement , et par conséquent avec beaucoup de puissance de chaque côté. Ces deux Systèmes ont été vrais , à leur manière, dans le temps où ils ralliaient les Savans , systématisaient leurs idées , et servaient de base à leurs déterminations. Ils le sont encore, comme le sont les deux ordres de Savans dont nous avons reconnu l'existence.

Aujourd'hui les dispositions des hommes de science sont telles , qu'on dirait que les deux Doctrines vont

7

régner ensemble sans hostilité ; tant les deux ordres
de natures intelligentes ont de l'estime et de la tolérance l'un pour l'autre, et semblent disposés à marcher
d'accord. Là, sont les Éclectiques à tendances spiritualistes ; ici, les Éclectiques à tendances matérialistes.
Allons-nous retomber dans les Systèmes du Passé ?....
Non, l'Esprit humain marche sans cesse et ne se répète pas. Resterons-nous dans la Doctrine du morcellement? Non, car ce n'est point être constitué que
penser et agir sous l'influence d'une conception qui
sépare et ne coordonne pas.

Marche, marche, crie à l'homme l'instinct,
l'amour qui le pousse à connaître ! --- Où donc aller
si la mine des détails est épuisée et si le Passé ne peut
point revenir ? N'est-il pas temps de faire halte
au contraire? Arrêtons-nous, soyons Éclectiques, arrêtons-nous..... --- Éclectisme! Des deux côtés, c'est le
mot de ralliement. Mais on se rallie à un principe et
non pas à un vain mot qui n'a d'autre sens que
d'exprimer la lassitude et le besoin de repos.

II. L'Éclectique n'a-t-il donc pas un principe
qui lui donne le droit d'aspirer à représenter un
Système, et puissance de donner une direction à
l'activité intellectuelle des hommes ?

Je sais que des philosophes sont venus, qui ont
réhabilité en France un nouveau Spiritualisme au
milieu de la critique que le dix-huitième siècle nous a
léguée. Ces hommes ont eu pouvoir de ranimer l'amour
de la science générale, de réveiller les intelligences dans

un temps où les sens étaient proclamés souverains.
Ils ont prouvé que toute doctrine est vraie et peut
être justifiée. Ainsi ils ont appelé la réflexion sur la
Science des principes. Ces philosophes ont mis beaucoup de zèle et de talent à montrer que le temps
était venu de s'appliquer à démêler partout les vérités
utiles pour s'en servir. Ils ont dit, ils ont répété qu'il
fallait composer un Système qui les embrassât tous ;
et s'ils n'ont fait que le dire, ils ont au moins entraîné
les esprits vers les hautes spéculations, vers la recherche d'un Ordre plus complet et plus satisfaisant. Autour
d'eux s'agitait la foule Éclectique, peuple de fourmis
courant çà et là pour recueillir les matériaux qui
doivent alimenter la vie intellectuelle et qui, sans
autre choix que son instinct, entasse des richesses
dont il ne sait se servir.

Des médecins ont soutenu que l'Éclectisme c'est la
Méthode (1), la Méthode inductive qui conduit l'ob-
servateur des faits aux conséquences. S'ils avaient
suffisamment approfondi le sens attaché à ces mots,
et celui que désormais ces mots doivent prendre, nul
doute qu'il leur aurait été facile de voir qu'en s'expri-
mant ainsi ils ne donnaient aucun caractère propre à
distinguer l'Éclectisme parmi les Systèmes, et surtout
qu'ils ne prouvaient pas qu'il fût lui-même une Doctrine
ou coordonnation de faits. A ceux-là, il reste encore

(1) Voy. mon ouvrage intitulé : *De l'Anatomie pathologique*,
etc., T. I., Sect. Deux., Chap. VI ; et mon *Discours sur
l'Éclectisme médical*. 1829.

un progrès à accomplir ; c'est celui de comprendre la différence qui existe entre *un principe* et *la méthode*. Il leur reste à réhabiliter l'*hypothèse* qu'ils méconnaissent , et à la distinguer des procédés qui servent à l'infirmer ou à la justifier.

Or, ce n'est point la Méthode qui manque à l'Éclectique , c'est le Principe.

III. Les Éclectiques sont des spiritualistes et des matérialistes qui ont perdu leur foi , et qui sentent le besoin de s'en faire une nouvelle. Cependant, ils n'ont encore que l'instinct de ce qui doit la leur donner , et , en attendant, ils obéissent à la fois aux deux principes du Passé. Suivez-les en effet dans la pratique de la vie individuelle ou sociale. En eux , les deux principes sont constamment aux prises, et la décision adoptée dérive tantôt de l'un et tantôt de l'autre. Selon le moment du jour , l'Éclectique agit en spiritualiste ou en matérialiste , en vitaliste ou en organicien. Si vous êtes Éclectique , vous gouvernez les autres , ou vous vous gouvernez vous-même suivant l'une ou l'autre de ces deux tendances natives. Tel est véritablement le mode d'agir des hommes qui font profession d'estimer tous les Systèmes et de les concilier. Or, on s'aperçoit que ce n'est point là une conciliation , mais une lutte dans laquelle l'avantage est au principe le plus influent. C'est un Système dans lequel la défiance et l'antagonisme sont réglés. Les deux principes , sous le régime de l'Éclectisme , sont comme deux ennemis qui sentent à chaque

instant la nécessité de se faire des concessions réci-
proques. En effet, il ne peut y avoir harmonie réelle,
union véritable entre l'*esprit* et la *matière*, s'ils ne
sont pas transformés, s'ils conservent les qualités que
nous sommes accoutumés à leur reconnaître jusqu'à
présent ; car ils ont chacun leurs lois propres et ces
lois supposent incompatibilité, puisque chacun pré-
tend exclusivement au rôle de cause. Vous le voyez,
l'Éclectisme, en tant que mélange, n'est qu'une transaction entre les deux Systèmes, dans laquelle, à la
vérité, on dit sans cesse à l'un d'estimer l'autre,
parce qu'il a autant de valeur que lui.

L'histoire de l'Esprit humain prouve qu'il n'y a
point de Doctrine sans un principe qui serve de lien
aux faits qu'elle embrasse ; elle prouve que cette Doctrine n'a vie, qu'autant que le principe qui la résume
ou la représente, est en rapport avec les progrès du
temps, avec l'état, le développement moral et intellectuel des hommes. Alors seulement elle est vraie ; elle
est la base d'un ordre, d'une coordonnation d'idées.
Eh bien, l'Éclectisme ne saurait organiser et par
conséquent opérer une conciliation durable, car il
n'a pas de principe. Il a beau répéter qu'il faut composer un Système de tous les autres systèmes, il ne
peut donner les moyens d'arriver à ce but ; il n'enseigne pas à distinguer le vrai du faux, parce qu'il
n'a pas avec lui de mesure. Chacun choisira suivant
son caprice, et rien ne garantit que l'Éclectisme de
l'un ressemble à l'Éclectisme de l'autre ; l'Éclectisme
en un mot, c'est l'arbitraire. En supposant que nous

ayons entassé un grand nombre de faits, comment
les disposer en ordre? Comment leur donner vie?
D'où sortira la science? Comme vous ne sauriez prendre un fait sans lui donner une signification; comme
la signification, c'est, malgré vous, un principe général
qui la donne, vous vous prenez à un de ceux qui
existent. C'est là ce que fait précisément le savant
éclectique. D'après cela, il n'est pas véritablement
un homme nouveau. Le manteau dont il se couvre,
est formé de lambeaux de doctrines qui contrastent
ensemble et ne cachent pas la nudité du vieil homme.

IV. Ce n'est pas à dire pour cela que l'Éclectisme
soit sans utilité. Non, sans doute; il est même un
progrès sur les deux Systèmes du Passé, puisqu'il
est l'indice du besoin manifeste qu'ont les savans de
s'unir, de s'associer; besoin purement instinctif, à
la vérité, et obscurement compris par l'Éclectique lui-
même. Il est néanmoins réel et chaque jour il sera
plus clairement formulé, jusqu'à ce qu'il soit nettement apprécié. Alors les deux principes seront
visiblement transformés pour tous, et la conception,
l'hypothèse qui manque à l'Éclectique, apparaîtra
comme la source d'une rénovation scientifique. Cette
conception doit satisfaire également l'exigence du Vitaliste et de l'Organicien, parce que le savant nouveau
sera non pas l'un plus l'autre, mais l'un et l'autre
simultanément; c'est-à-dire que cette conception sera
elle-même non le mélange, mais la combinaison des
deux précédentes. Elle accordera aux faits une signifi-

cation à la fois spiritualiste et matérialiste ; elle donnera naissance à une réorganisation et non plus à un pêlemêle. Et l'Éclectisme qui dans la science est le régime des Chartes, sera remplacé par celui de l'Association. Oui, je le répète, le désir de conciliation que nous éprouvons aujourd'hui, n'est pas une tendance à rester dans le morcellement ou la multiplicité seule : ce serait une espèce de rétrogradation.

L'Éclectisme est un pas en avant des doctrines matérialistes de tous les ordres, mais lui-même n'est qu'un état provisoire ou de transition. Car le *principe d'association* existe déjà, et son existence est une garantie contre les retours vers le Passé. Ce principe fait voir l'*être* sous un point de vue plus large, et conduira à le mieux connaître. Il liera l'unité et la diversité au lieu de les conserver comme deux entités séparées ; il donnera satisfaction à tous les modes de l'activité humaine, et par cela même conviendra à tous les hommes. Je vais essayer de prouver qu'il associe dans la même Doctrine les médecins spiritualistes et les médecins matérialistes ; en la vérifiant par toutes les acquisitions de la vieille Science, et l'appliquant directement à la Physiologie du couple humain sain et malade.

Mais on m'arrête : on veut que je dise, avant de poser ce principe, ce que c'est qu'un *principe* en général ; comment il se forme, et de quelle manière s'en opère la vérification.

CHAPITRE V.

I. Il est nécessaire d'approfondir le sens de ces mots : *principe, conception, méthode*. Chaque régénération de la Science suppose une nouvelle détermination du sens qu'il faut y attacher. La question de la Méthode est en résumé celle de la Science toute entière.

Qu'est-ce donc qu'un principe ou une conception ? Une conception est une hypothèse, une manière de voir, une affirmation sur *ce qui est* ; c'est un résultat de la combinaison de nous, en tant que doué de la faculté de connaître ce qui est, avec ce qui est hors de nous, et qui s'unit à nous pour penser.

Quel est le mécanisme de cet acte de vie? Nous l'ignorons ; nous n'avons pas le don d'expliquer l'invention.

II. Celui qui veut que l'ame soit seule efficiente dans les opérations de l'esprit, rapporte à cette cause exclusivement la création d'une conception. Les objets extérieurs, les faits en général, n'ont d'utilité qu'en *sollicitant* l'ame à entrer en action, et auprès de lui par conséquent, le nombre des faits est de peu d'importance. L'ame étant spontanée dans les déterminations intellectuelles, peut, rigoureusement parlant, produire des idées sans matériaux puisés en dehors d'elle, et par les seules ressources de sa puissance propre. Évidemment cette manière de voir exagère la part active de l'homme, en tant qu'il pense. Cette exagération même a fait toute la force des critiques matérialistes qui ont exalté à leur tour la valeur des circonstances extérieures, l'influence des objets qui frappent les sens et stimulent l'intelligence. Dans leur manière de voir, en effet, ils supposent que l'homme est passif, ou qu'il ne pense que parce que les objets extérieurs le font penser. Ceux-ci établissent que le résultat de l'intelligence est proportionnel à l'action des objets extérieurs, et c'est pourquoi ils affirment que l'étendue et la justesse d'un principe sont en raison du nombre des faits qui lui donnent naissance.

III. Il pourra paraître singulier après cela, de voir de nos jours, Spiritualistes et Matérialistes, Vitalistes et Organiciens s'entendre sur ce point fondamental, savoir : qu'il n'est qu'une bonne méthode de philosopher; celle qui, depuis Bacon, est désignée sous le nom de *Méthode par induction*. Pour moi, cela prouve seulement que les Spiritualistes et Vitalistes qui sont dans cette opinion , ont dégénéré du type primitif, jusqu'à méconnaître leur origine véritable et jusqu'à ne pas s'apercevoir qu'en se ralliant à la méthode de Bacon , ils se sont livrés à l'ennemi mortel de leur principe. Que celui qui sentait le besoin de détruire une théorie insuffisante pour lui , mais encore accréditée dans les masses , soutînt qu'on ne peut légitimement arriver à un principe , que par l'examen de tous les faits particuliers ; et que cet examen doit être pratiqué de telle sorte , que le principe en découle rigoureusement comme une conséquence obligée , nécessaire, je le conçois sans peine. C'était un homme extrêmement habile , qui prit une voie sûre pour atteindre son but. Il inspira de la défiance contre la Théorie qu'il voulait ruiner, en montrant combien sont difficiles à remplir les conditions à l'aide desquelles on doit fonder les théories en général. Il détourna de la Théorie Chrétienne , en poussant à l'observation des faits particuliers , en déclarant l'observation la seule base solide des théories. Dès ce moment , l'observation donna lieu à des découvertes directement contraires à la vieille théorie qui ne les embrassait pas.

Mais je ne conçois pas le Spiritualiste qui , sachant qu'il possède un principe sur lequel repose toute sa science , au lieu de le donner franchement pour ce qu'il est , savoir une croyance ; en vienne à essayer de montrer , après trois siècles de révolution matérialiste , qu'il l'a obtenu par induction. N'est-ce pas avouer qu'il manque de conviction , et faire preuve de grande faiblesse, que d'adopter, pour s'excuser de soutenir son hypothèse mère, le procédé qui a réussi au Matérialiste pour l'infimer?

Quoiqu'il en soit, l'Organicien et le Vitaliste sont dans l'erreur l'un et l'autre, s'ils avancent que les principes fondamentaux de leurs Doctrines sont une induction, une conséquence immédiate de l'observation. Car, pour avoir véritablement le droit d'assurer qu'ils sont arrivés de cette manière au fait général qui embrasse tous les faits, ne faudrait-il pas qu'ils eussent eu sous les yeux l'inventaire de tous les faits? Or, s'ils n'étaient pas dans cette condition, qui est évidemment impossible à réaliser, comment prétendraient-ils qu'ils sont parvenus au principe par voie de conséquence rigoureuse? Et enfin, si c'est une conséquence nécessaire des faits que possèdent le Vitaliste et l'Organicien, pourquoi sont-ils en opposition de principe?

IV. Non, ils se méprennent tous deux. La vérité est que l'un et l'autre font effort pour justifier, au moyen des faits, une croyance qu'ils ont dans la tête et dans le cœur; le premier, l'hypothèse qu'il a reçue du christianisme; le second, l'hypothèse qu'il a inventée pour lui faire opposition et avec laquelle il soutient la guerre qu'il lui a déclarée; à l'aide de laquelle il essaie de se constituer à son tour.

Ce n'est pas par induction ou par conséquence, que le Vitaliste a trouvé que le corps humain est représenté par deux causes actives non matérielles, l'Ame et le Principe vital, et par des instrumens

ou des organes que ces causes mettent en action.
L'Organicien ne peut affirmer qu'il a déduit de
l'examen des faits physiologiques, ce résultat érigé
par lui en principe, savoir que les phénomènes des
corps vivans ont pour cause les circonstances physiques de l'organisme et les agens externes. Car, ni
l'un ni l'autre, avant d'adopter leur hypothèse,
n'avaient dressé le procès-verbal de tous les faits.

Non certainement, dirai-je au médecin praticien,
à quelque doctrine qu'il obéisse, ce n'est point par
induction que vous tirez de l'inventaire des circonstances appartenant à la constitution extérieure,
à la constitution du malade et à la constitution de
la maladie, l'hypothèse sur laquelle repose votre
diagnostic. Si *connaître* est une conséquence exacte
et nécessaire de l'examen de la totalité des faits,
vous ne pouvez connaître que lorsque tous les
phénomènes morbides ont passé sous vos yeux, ou
lorsqu'il ne sera plus temps ; c'est-à-dire, lorsque le
malade sera mort ou guéri. Or, à cette condition,
vous ne pourriez faire acte de praticien dans tout le
courant de la maladie ; car vous ne donneriez pas
de signification aux phénomènes que vous observez ;
vous attendriez de les avoir tous vus pour les comprendre. Avouez donc que si vous avez été *actif*,
vous avez créé, moyennant des faits plus ou moins
nombreux, une hypothèse sur la maladie ; et que
vous avez, dans votre esprit, justifié par toutes les
circonstances qui vous étaient connues, cette hypothèse d'après laquelle vous preniez des déterminations

pratiques. De cette manière seulement vous avez pu remplir les indications.

V. En résumé, il est incontestable que la découverte d'une conception exige et des faits et l'influence de notre activité propre comme être intelligent. Que certains hommes sont doués par nature d'une puissance active, capable de leur inspirer des conceptions plus ou moins générales, à l'aide de peu de faits ; tandis que d'autres apportent des dispositions inverses. Dans le premier cas, on est plus près de procéder, comme on disait, *à priori* ou par hypothèse ; dans le second, on est plus près de procéder *à posteriori* ou par induction. Et comme vous voyez, dans tous les cas, c'est à la fois *à priori* et *à posteriori* ou par inspiration, à l'aide de plus ou moins de faits.

Cela suffit pour prouver l'illusion des Savans qui avancent que la méthode positive consiste à dresser un inventaire des faits, sans se laisser préoccuper par aucun sentiment de désir ou d'appréhension. Que si cet inventaire est exact, il doit offrir manifestement la loi de succession des phénomènes, ou l'expression du rapport qui les lie. La raison de la réaction matérialiste, sous le rapport de la méthode, est simple : les partisans de la méthode positive restent attachés avec d'autant plus d'exagération au travail des sens, aux réalités matérielles, que le spiritualiste s'en était plus éloigné par l'exagération contraire.

VI. Jusqu'ici je n'ai parlé que des principes et des

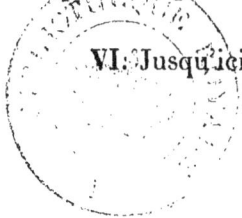

conditions accessibles de leur réalisation. Il en résulte qu'un principe est évidemment une invention, une hypothèse. Il reste œuvre d'imagination ou de poésie si l'on veut, tant qu'on n'a pas démontré par les faits qu'elle est scientifiquement vraie : tant qu'on n'a pas prouvé qu'elle imprime son caractère à chacun des phénomènes observés. Pour la rendre ainsi positive ou scientifique, il faut la soumettre à la vérification ; c'est la méthode qui se charge d'amener ce résultat. La méthode est donc proprement la justification de la conception, par une revue de l'universalité des faits. Tant que ce travail n'est pas exécuté, notre assertion, notre affirmation est une pure supposition.

On confond ordinairement l'invention du principe avec sa vérification. Lorsqu'on parle de la synthèse ou de l'analyse, on n'en sépare pas l'effort intellectuel qui en est l'antécédent indispensable. Faisons une *synthèse*, voulait dire : créons une hypothèse, un principe. On a confondu et on confond encore le procédé de vérification, avec le procédé inconnu de l'invention, lors, par exemple, que l'on dit : nous sommes arrivés par analyse au principe général. Car ceux qui s'expriment ainsi, n'ont fait, sans s'en apercevoir, que vérifier une conception qu'ils avaient dans la tête, et qu'ils croyaient chercher. Ils ne se sont pas observés suffisamment eux-mêmes ; ils ne savent pas qu'il y a eu dans leur esprit une opération d'invention, préalable à la justification dite par analyse.

VII. Venons-en maintenant à la vérification même de la conception. Cette vérification peut s'effectuer de deux manières : ou principalement en commençant par les faits généraux et finissant par le fait le plus spécial, ou bien en suivant la marche inverse. Tant que l'on est resté sous l'influence du Moyen âge, ou que l'on a avoué hautement le principe spiritualiste, on a procédé, dans la vérification, du fait le plus général ou du principe même, aux faits de plus en plus particuliers. Cette méthode était bonne, surtout auprès de ceux qui croyaient au principe et ils formaient l'immense majorité ; on le leur enseignait dogmatiquement. Le classement des faits constituait, suivant l'expression d'alors, la science dans l'*ordre synthétique*. Depuis Bacon, au contraire, qui s'adressa à ceux qui n'aimaient pas la conception Chrétienne et qui se défiaient de toute théorie, on suivit le mode opposé. Comme l'hypothèse était flétrie, on la déguisait ; en ne la mettant pas en tête de l'ouvrage ou de l'enseignement, on se faisait écouter. Cette tactique fut excellente pour détruire. Mais si les réformateurs rendirent le service de détrôner une hypothèse devenue insuffisante, ils établirent ce préjugé, que toute hypothèse devait être repoussée et qu'il n'y a qu'une bonne Méthode, celle qui procède du connu à l'inconnu, des faits particuliers aux faits généraux. Comme si on pouvait coordonner des faits sans *un lien*, les observer sans une manière de voir, les systématiser sans une conception ou une hypothèse !.... Aussi les partisans de la méthode

dont je parle , n'ont fait , en dernier résultat , que
renverser l'ordre : c'est-à-dire , placer l'hypothèse à
la fin du classement , au lieu de la mettre au début ;
et accoutumer ceux à qui ils s'adressaient , à n'arriver
aux généralités qu'après avoir passé par les détails.
Comme on voit , du reste , ce travail est toujours
la justification d'un principe , mais implicitement
avoué ; et non pas la recherche ou l'invention de ce
principe même. Cette méthode réussit auprès des
sceptiques , puisqu'elle les mène insensiblement à
apercevoir l'hypothèse première. Cette méthode convient aussi principalement aux hommes de pratique ;
comme l'opposée est adoptée surtout par ceux chez
qui la disposition native est pour la théorie.

Il suit de là que la Synthèse et l'Analyse sont deux
moyens de vérifier un principe. J'ajoute qu'ils méritent également notre estime.

Il s'ensuit encore qu'aujourd'hui ce qui a besoin
d'être réhabilité auprès des Savans , c'est la part
de l'activité propre de l'intelligence qui se combine
avec le monde extérieur pour produire des idées
générales. L'hypothèse doit reprendre le rang qui
lui est dû , mais l'hypothèse ne saurait être séparée
de sa justification. Car le savant complet doit désirer
autant d'empirisme que de science proprement dite,
autant d'observation que de raisonnement , autant de
positif que de poésie ou d'imagination , autant de
pratique que de théorie.

VIII. Je termine par une dernière remarque. Les

expressions Synthèse et Analyse , devront échanger réciproquement leur signification , si la réflexion suivante est juste. Le chimiste qui analyse un corps , en tire successivement tous les élémens. Il part de la totalité du corps ou du fait le plus général , et s'avance de division en division , de spécialisation en spécialisation...... L'*analyse* vérifie donc en descendant du *général* au PARTICULIER , de l'ensemble aux détails. D'une autre part , le chimiste qui recompose un corps ou opère la *synthèse* de ses élémens , prend chacun d'eux , les rapproche les uns des autres , afin d'arriver à constituer le tout. Nul doute qu'il obtient ce résultat en s'élevant du *particulier* au GÉNÉRAL , des détails à l'ensemble. Telle est la vérification par *synthèse*.

CHAPITRE VI.

—◆—

SPIRITUALISME ET MATÉRIALISME COMBINÉS. — DOCTRINE DE
LA VIE UNIVERSELLE.

—

I. Voici une *manière de concevoir* CE QUI EST , qui
transforme en les combinant les *manières de voir*
qui ont servi de base aux doctrines médicales du
Passé. C'est pourquoi elle a , à son tour, puissance de
constituer une organisation de la Science qui sera la
conciliation de toutes les Doctrines.

Tout corps est un composé , une association de
parties ou , ainsi que j'ai l'habitude de le dire , l'*être*
est un et multiple en même temps. Étudier les parties
isolées n'est point connaître le composé ; étudier seulement l'association n'est pas non plus embrasser
la réalité. Pour y parvenir , il faut observer chaque
partie à la fois en elle-même et dans ses rapports avec
les autres ; ou en d'autres termes , l'Association dans
chacun de ses membres, et chaque membre dans l'association. Voilà l'unité , voilà la multiplicité nouvelles.

L'Être a donc deux faces , l'une par laquelle nous
l'apercevons matériellement ou par morcellement ,

l'autre par laquelle nous l'apercevons non matériellement ou dans son ensemble. Je les regarde comme
également importantes à connaître ; je regarde leur
étude isolée comme une abstraction. Ainsi *ce qui est*
n'est point un composé d'*esprit* et de *matière*, n'est
point la réunion de deux ordres de réalités, les unes
métaphysiques, les autres physiques, qui auraient
une valeur égale ; c'est une Combinaison de parties
diverses. Aussi, pour observer et comprendre *ce qui
est*, nous ne nous servons pas de nos sens *plus* de
notre intelligence, mais en même temps de nos sens
et de notre intelligence. Car l'action de notre intelligence se combine avec l'action de nos sens, car
nous sommes un être à la fois intelligence et sens.

Présentons sous un nouveau jour cette manière de
voir l'*être*. Les parties d'un corps agissent les unes
sur les autres ; tout corps agit et réagit, est à la fois
actif et passif. Tout phénomène reconnaît plusieurs
facteurs, est le résultat d'un concours d'influences.
Telle est la signification que prendra désormais le mot
cause, il se transforme en *association de conditions*.
Ne cherchez plus la cause exclusive d'un phénomène :
il n'y a que des conditions combinées qui le produisent.

En outre, chaque membre de l'association, chaque
élément du composé a sa part d'action ; et cette part, en
même temps qu'elle est plus ou moins grande, a un
caractère en rapport avec la nature ou la qualité
qui spécifie, individualise le membre agissant.

L'être est donc aussi un et multiple dans sa nature.

Je m'explique. Par le fond comme par la forme, chimiquement et physiquement, tous les corps diffèrent, mais en même temps ils se ressemblent : le type commun et le type propre à ce double point de vue ne s'excluent pas ; ils sont inséparables. Tout corps attire, est doué du pouvoir d'association, et le pouvoir d'association offre des qualités, un mode qui varie indéfiniment. Les phénomènes que manifestent les corps, et qui sont les pouvoirs en action, offrent ce même caractère d'unité à la fois et de diversité. J'affirme par conséquent que toujours *ce qui est* se présente comme un être et plusieurs êtres à la fois.

Tel est le principe sur lequel repose, comme sur sa base, un édifice scientifique plus complet que ceux qui ont existé.

II. Entrons dans quelques détails, pour faire voir l'être en général d'après cette conception.

Nous sentons et nous comprenons tous les jours davantage l'ÊTRE INFINI comme l'association de tout ce qui est. Ces mots : *tout ce qui est* semblent en contradiction avec celui-ci : l'*infini*, et cependant ils rendent, ce me semble, autant que possible, cette idée : savoir, que si nous prenons chacune des molécules d'un corps, nous ne pouvons comprendre son existence isolée ; que si nous envisageons chaque corps qui est une des parties du globe terrestre, son existence est inséparable de celle des autres ; que ce globe est combiné à son atmosphère, et que tous deux sont un membre de l'Association qui

constitue notre Système planétaire et sans laquelle il
ne saurait vivre ; que ce système planétaire est associé
à d'autres systèmes , et ainsi sans fin. L'infini, l'absolu,
la perfection , l'immensité , etc , sont les expressions
d'une croyance dont nous ne saurions nous dépouiller,
qui est partout, dans nos idées comme dans notre
langage. Et la notion de l'infini renferme cette double
idée : association , harmonie universelle , en même
temps qu'association particulière , harmonie spéci-
fiant l'existence propre de chaque manifestation particulière , ou la diversité innombrable des existences
individuelles.

Être et association sont identiques , et c'est à la fois
un fait général et un fait spécial. J'ajoute que être et
association sont synonymes de vie : TOUT CE QUI
EST VIT (1).

III. La terre avec son atmosphère , et l'une et
l'autre avec l'ensemble des corps qu'elles renferment sont un être qui , dans la manifestation de ces
phénomènes , reconnaît l'influence des membres du
système planétaire auquel elle se lie , et sa propre
influence. Elle vit d'une vie simultanément générale
et locale , c'est-à-dire représente une combinaison de
parties qui ont leur influence propre tout en recevant
l'influence des autres ou s'associant à elles pour une
destination.

Et chaque partie est comme le globe un être mul-

(1) Voyez mon *Disc. sur la vie universelle*. 1855.

tiple et un à la fois sous quelque rapport qu'on l'envisage. En effet, le corps terrestre a des modes inégaux de vie ou d'association dans les différens membres qui le constituent ; c'est un groupe d'existences hiérarchiquement distribuées et coordonnées, suivant le mode et en même temps le degré d'activité qu'elles possèdent.

En d'autres termes, le pouvoir qui associe, l'attraction qui lie pour un but offre dans le globe une gradation en force et en spécialisation, une perfection, un progrès croissant.

Pour apprécier de mieux en mieux la vie terrestre, il faut la comprendre simultanément dans sa généralité et dans sa diversité, il faut observer la terre combinée avec ce qui est en dehors d'elle et unie dans ses parties ; agir à l'égard des parties comme à l'égard du corps entier.

La terre déroule incessamment ses vies. Suivez cette combinaison d'influences actives dans la succession des phénomènes qu'elle manifeste, ou dans le temps, pour se faire une idée des âges progressifs du globe terrestre. Observez aussi cette combinaison d'influences actives dans l'espace, pour savoir ce qu'est la vie terrestre à chacun de ses âges, pour la qualifier ou la spécifier dans chaque être généralement et localement. Le globe montre dans le cours de ses âges un déploiement successif de qualités, une évolution de vies de plus en plus nombreuses et spécialisées, une manifestation de phénomènes de plus en plus parfaits. Il est progressivement en réalité et en

acte ce qu'il n'est d'abord qu'en disposition ou en
puissance. Il va croissant en activité dans chacune de
ses parties à la fois et dans tout son être.

Son corps qui toujours , en disposition ou en réalité , est simultanément minéral , végétal et animal ,
se montre plus avancé sous ces diverses faces. Les
actes de sa vie expriment de mieux en mieux les pouvoirs dont il est doué. L'âge qui suit est la transformation avec progrès de l'âge qui précède. L'âge humanitaire dont la terre vit aujourd'hui renferme réunis,
combinés tous les âges antérieurs. L'espèce humaine ,
c'est le globe vivant de sa vie la plus élevée. La terre
parvenue à cet âge manifeste hautement ses facultés,
la nature de ses actes ou la destination de son être qui
est d'*aimer* , de *penser* , d'*agir* avec un ordre et une
variété croissante. Dans le cours de son évolution ,
elle s'est graduellement approchée de sa destination(1).

Il suit de là que le *développement* du globe terrestre,
qui se présente un et multiple comme une branche
avec ses rameaux , n'est point une œuvre de création
effectuée par la puissance d'une cause métaphysique
en dehors de lui. Il n'est pas non plus l'œuvre de ce
qu'on appelle le hasard , un rapprochement fortuit
d'atômes ou de molécules. Les transformations progressives qu'au point de vue de la diversité les physiologistes ont nommées des *espèces ,* supposent généralement un concours d'influences appartenant au
globe et extérieures à lui. Il y a apparition d'êtres

(1) Voyez mon *Disc. sur la vie de l'espèce humaine.* 1834.

nouveaux à condition d'une combinaison d'influences propres et étrangères plus parfaites, d'un *mode
nouveau d'association* dans ce qui est. Les espèces
existent, mais non pas rigoureusement distinctes ; car
le globe est un fonds commun à la fois et graduellement spécial. On ne peut pas dire où s'arrêtera la
marche ascendante de sa vie, ou quel est le terme de
la série d'accouplemens de plus en plus parfaits du
globe avec ce qui n'est pas lui. La terre et son
milieu acquièrent chacun des pouvoirs attractifs graduellement élevés, et, sous leur impulsion, réalisent
des rapprochemens, un coït dont le résultat est en
rapport de perfection avec eux.

Telle est la génésie ou la création des manifestations
spécifiques et progressives du globe ; il portait nativement des dispositions pour l'effectuer. Maintenant c'est également sous l'influence d'attractions
successivement plus parfaites, à mesure qu'on les
considère sur des points élevés de la série terrestre,
que se continuent les existences nouvelles une fois
qu'elles sont produites : or, c'est là ce qu'on appelle génération. Cette fonction de continuation des vies partielles dans la vie commune suppose association de molécules, ou de parties, ou de moitiés de couple. Les conditions d'attraction et d'association pour continuer
l'espèce sont dans l'être humain à leur plus haute
spécialisation ou complication. Elles se simplifient à
mesure qu'on descend dans les autres embranche-
mens de la vie terrestre. Ici, sont nativement réunis
les deux ordres de conditions sexuelles, et pourtant en

réalité l'hermaphroditisme est sans fécondité : des conditions plus complètes sont indispensables. Là, au contraire, l'hermaphroditisme est fécond. Ailleurs ce sont des moyens plus simples. Enfin on passe aux minéraux où l'attraction qui constitue l'être ne paraît pas distincte de l'attraction qui le produit. Le minéral s'étend dans sa masse par la continuation des actes qui l'ont commencé. Ainsi, sous cet aspect, comme dans les autres, le globe terrestre offre unité et diversité.

Il est mâle et femelle par tout son être, et il se manifeste tel progressivement et diversement suivant les parties que l'on observe.

Et toujours le mot cause présente cette signification : association d'influences ou de conditions pour un but déterminé. Un phénomène ne reconnaît jamais de cause exclusive, mais un concours d'actions. Les différences des fonctions dans un corps, celles des êtres entre eux se traduisent par des modes d'association divers.

IV. Pour vous faire une idée de l'ordre normal qui existe dans le corps terrestre parvenu à la phase de sa vie dans laquelle nous nous trouvons, commencez par vous demander ce que valent les divisions anciennement adoptées. Examinez d'abord la distinction des trois règnes. Les trois règnes ne se succèdent pas de manière à constituer une série linéaire ; ils sont au contraire comme des rayons ascendans partant d'un point commun, mais pourtant successifs et marquant le progrès normal. Les règnes minéral, végétal, animal sont trois branches partant d'un tronc , qui expriment des prédominances de vie déterminée , et chaque branche a sa diversité de rameaux.

La terre , dans les périodes de sa vie , toujours à la fois minérale , végétale , animale , représentée par une branche avec ses rameaux de plus en plus sub- divisés , est un cône dont chaque coupe est semblable à la coupe précédente , tout en étant plus étendue et mieux diversifiée.

C'est pourquoi quand on étudiera le globe dans sa coupe principalement minérale , on se souviendra qu'on observe une partie qu'on ne peut rigoureusement séparer d'un tout harmonique , et que cette partie a les aptitudes de l'ensemble , selon des modes et des degrés qu'il s'agit de déterminer pour faire la science de cet âge ou de cette portion du globe terrestre.

Il faut se tenir dans des dispositions intellectuelles analogues , quand on étudie l'aspect végétal ou la vie animale de la terre.

Au point de vue physiologique où vous vous placez par le principe d'association , c'est-à-dire , en quittant le principe de morcellement , les règnes sont une di- vision qui n'a point aujourd'hui l'utilité qu'elle a eue autrefois ; car ils ne sont véritablement que trois abstractions. En effet , la terre , avec les aptitudes ou pouvoirs actifs qu'elle témoigne progressivement et qu'elle exerce le mieux dans l'espèce humaine , la terre en réalité , à quelque âge que vous la preniez , à quelque point que vous l'examiniez dans chaque âge , est à la fois minérale , végétale , animale. Mon

idée deviendra plus claire, si l'on compare le corps
terrestre au corps vivant de l'homme à différentes
époques de son évolution.

La division des trois règnes constitue trois termes
qui ont servi à mettre en évidence des différences,
qui par cela même qu'elles étaient tranchées, n'ont fait
ressortir qu'une face de la vérité ; car elle n'indique
pas les ressemblances. Le globe *un* se *diversifie* continuellement, comme chaque corps, qui est une
partie de lui, se diversifie à son tour dans le développement qui lui est propre ou le progrès qu'il doit accomplir ; comme l'être humain, par exemple, qui va se
spécialisant chaque jour davantage, depuis l'état embryonnaire jusqu'à la virilité ; masse d'abord *diverse* de
nature à son minimum, qui, au début, n'est que
virtuellement cette combinaison multiple, à la fois
physiologique et anatomique, que nous apercevons
distinctement en elle à l'époque de son évolution
complète.

Les principes constitutifs du globe ont des affinités
ou pouvoirs d'association qui se perfectionnent sans
cesse. Ils passent à une combinaison et à des combinaisons graduellement compliquées ; ils effectuent
des combinaisons, d'abord principalement minérales,
ensuite végétales, animales, humaines. Les affinités
prennent successivement des modes propres à carac-
tériser les spécialisations ascendantes du corps terrestre.

Ces affinités terrestres qui se diversifient en progrès,
sans cesser d'être affinités ou pouvoirs associateurs,

sont elles-mêmes un mode, une spécification des affinités du système planétaire dont nous faisons partie.

Ainsi la gradation de perfection dans les affinités
du globe répond aux transformations successives de
ce corps, ou à la gradation des vies terrestres. L'affinité multiple est ce corps multiple lui-même en puissance d'action ; et cette puissance d'action est à son
tour une et diverse en amour, en intelligence et en
force matérielle, et réalise des phénomènes corrélatifs ;
phénomènes distincts aussi et pourtant semblables
dans leur nature.

Pour me faire mieux saisir, je vais examiner le
sujet sous une autre face. Les Naturalistes qui ont divisé
les corps en organiques et inorganiques sont partis
d'un principe en rapport avec la connaissance de
l'aspect matériel du globe ou de l'arrangement physique des êtres, et favorable à la Science de l'organisation des animaux. Remarquez toutefois que, observer les différences et les ressemblances physiques, ce
n'est point embrasser l'être en totalité, c'est seulement
connaître abstractivement ce que les corps ont d'accessible aux sens. Notre principe étant qu'il n'y a pas
simplement des parties indépendantes dans ce qui
est, mais les membres d'une association, tout être,
toute partie, toute molécule donne prise à la perception à la fois matérielle et non matérielle.

D'ailleurs, au fond, la distinction des corps en
organiques et inorganiques est arbitraire : la nature
offre partout *arrangement*, ordre, à des degrés et
suivant des modes progressivement élevés. Et à ne

considérer que cette face des corps, les dissemblances
méritent autant d'attention que les ressemblances.
L'arrangement, comme la composition des êtres, se
modifie pour le but fonctionnel toujours le même et
toujours différent.

Mais maintenant sachez bien qu'arrangement et
composition ne sont pas deux faits distincts ; chaque
corps n'est pas l'un plus l'autre. Ces mots : composition
et arrangement, expriment deux manières d'être et
d'agir inséparables, si ce n'est par abstraction. Il faut
raisonner à leur égard comme j'ai fait pour l'*esprit*
et la *matière*. Selon moi, les *qualités* d'un corps sont
à la fois chimiques et physiques ; un corps agit par
tout ce qu'il est ; or il est une association de parties.
D'où il suit que toute science est à la fois physique et
chimie, Science *une* qui *varie* comme les êtres dont
elle est la représentation ; chimie et physique graduellement vivantes, physiologie générale et spéciale,
une et multiple comme l'échelle des êtres.

Ainsi disparaîtra toute dualité. Les deux extrêmes
qu'elle signale : *vie* et *mort*, *inertie* et *activité*, etc.,
ne sont que les deux termes d'une série. Le pou-
voir qui associe, l'Attraction est partout, depuis
l'homme qui est le plus actif et le mieux associé
dans la diversité de ses parties, jusqu'à l'être le plus
inférieur ou le moins parfait, dans lequel l'attraction
qui associe et rend actif est à son mode et à son
degré le plus faible.

Je ne saurais trop vous le dire : le phénomène, la
fonction partout analogues, en même temps que diffé-

rens sont en rapport avec l'arrangement et la composition, c'est-à-dire, avec le mode d'association des
parties associées qui les manifestent. Le fond aussi bien
que la forme doivent par conséquent fixer l'attention de
l'homme de science. La propriété d'un corps minéral
ou végétal ne dépend plus d'un de ses élémens ou
d'une cause surajoutée à lui, d'un mode d'agir trans-
formé en cause ; mais de l'ensemble de ses parties
associées. Un animal dans la série, n'est pas celui
qui le précède avec un organe de plus : chaque partie
qui s'ajoute, change le mode d'association. Et ainsi
la Science dans toutes ses branches se transforme
par le principe que j'introduis dans la Physiologie
humaine.

V. Parmi les phénomènes de la vie et des vies
terrestres, celui qui s'aperçoit le mieux est le mouvement ; pour cela même on a pu croire qu'il les
résumait tous. Partout mouvement dans le globe que
nous habitons, partout des corps agissant les uns
sur les autres. Et ce phénomène s'exécute à des degrés
et suivant des modes variés, depuis l'état de la vie,
où il n'y a que mouvement tonique, intime, caché,
inaperçu, jusqu'à la motion obscure ou d'irritabilité
des plantes et le mouvement graduellement plus
volontaire des animaux et de l'Homme. L'inertie est le
mouvement à son degré et dans son mode le plus bas.
Le globe vit de la vie de mouvement dans son unité
diverse, et c'est dans l'Espèce humaine qu'elle manifeste ses actions les plus harmoniques.

Mais le mode physique n'est pas le seul suivant lequel la terre exprime sa vie d'association. Elle s'arrange et se compose incessamment aussi pour exercer des fonctions d'un autre ordre. Voyez l'espèce humaine qui est celle dans laquelle la terre indique surtout le but des pouvoirs natifs qu'elle a graduellement développés dans ses âges. L'espèce humaine est le globe terrestre, aimant, agissant et *pensant*. *Penser* est donc aussi un mode fonctionnel de la vie d'association. Nul doute que la terre, au commencement de son âge humanitaire ou dans l'enfance des sociétés, avait une vie intellectuelle moins élevée qu'aujourd'hui. Elle jouissait sous ce rapport d'un pouvoir bien plus imparfait, lorsqu'elle se développait par des espèces animales inférieures à l'homme. Enfin la terre, principalement végétale ou minérale, était beaucoup plus dégradée encore, sous le rapport intellectuel. Car, alors elle n'avait qu'en germe, en disposition, les conditions propres à réaliser et manifester des actes d'intelligence. Elle était comme l'enfant qui dans sa vie fœtale commence à se composer et s'organiser pour exécuter un jour et de mieux en mieux, les hautes fonctions auxquelles il est appelé. Peu à peu le spiritualiste s'accoutumera à admettre que le globe, ce tout harmonique, pense par l'espèce humaine ; et le matérialiste, que l'espèce humaine, dans sa fonction de penser, comme dans le reste de ses fonctions, ne peut être isolée de ce qui est en dehors d'elle.

Maintenant ai-je besoin d'ajouter qu'agir et penser

sont l'association, l'amour, l'attraction vivante en
action ? Oui, l'attraction qui arrange et compose,
combine le globe avec ce qui est hors de lui, les
parties du globe entre elles, les molécules d'un corps
les uns avec les autres, pour produire des phénomènes qui, de mieux en mieux, ressemblent aux
phénomènes d'intelligence et de force physique ;
et deviennent ensuite des phénomènes de force et
d'intelligence incessamment plus parfaites. Penser,
agir diffèrent et se ressemblent. Ils sont deux aspects
de l'attraction vivante. Enfin, la vie a un genre de
manifestation qui, tout en ressemblant aux précédens,
s'en distingue encore : car dans l'espèce humaine,
est aussi le mode vivant qui produit ce que l'on a
désigné sous le nom de Beaux-arts. Il doit être étudié
à la manière des autres modes d'activité du Globe
terrestre.

Je dis plus, toutes les parties des êtres concourent
à réaliser les phénomènes de mouvement. Néanmoins
il en est qui servent principalement à cet ordre
de fonctions et qui les représentent. Ce fait devient
plus sensible, à mesure qu'on se rapproche de
l'Espèce humaine. Et chaque acte de vie, principalement motrice, suppose l'association de toutes les
parties immédiatement adaptées à ce but spécial, en
même temps qu'il suppose plutôt la coopération d'un
certain nombre d'entre elles. Ce fait est aussi mieux
appréciable, à mesure que la vie se spécialise dans la
hiérarchie terrestre. Voyez la série des conditions à
la faveur desquelles se produit en elle le phénomène

un et multiple du mouvement. Cherchez en quoi ces conditions se ressemblent et diffèrent.

Ainsi des autres modes de la vie du Globe, c'est-à-dire, de l'Intelligence et du mode directement expressif de l'Amour.

D'après ces idées, vous trouverez que le véritable classement des corps ou des parties constitutives de notre globe, c'est le tableau de l'ordre normal, ou l'exposé de l'unité multiple dans ses gradations ; de la vie à la fois générale et spéciale, jusqu'à l'Espèce humaine, et de l'espèce humaine elle-même dans son évolution, jusqu'à nos jours. C'est cette branche de l'Arbre universel qui s'accroît en se subdivisant sans cesse. C'est le système vasculaire de l'homme, dont l'ensemble est un large réseau conique qui jouit, dans chacune de ses mailles, d'une vie particulière, sans cesser de vivre de la vie totale.

Chaque partie de la terre, chaque vie spéciale est, comme l'association entière, un composé.

VI. Appliquez ce principe à l'Espèce humaine, et aussitôt elle s'offre à vos regards comme une association de masses éminemment vivantes.

La Famille humaine est un composé ; par conséquent elle a deux aspects, qui sont des individus ou fonctions particulières, des intérêts privés ; et une vie générale ou commune, des intérêts généraux. Ces deux faits, que vous séparez par un effort d'abstraction, ne sont point cependant distincts. Ils ne sont véritablement que deux faces du Corps humanitaire.

9

Toute fonction dans une association, est à la fois
générale et partielle ; tout fait, dans un corps un et
multiple, est en même temps général et local ; et par
suite sensible et rationnel, c'est-à-dire, de perception
matérielle et non matérielle.

Un autre manière d'être du Corps social, est celle
qui répond à la nature de l'action, au degré ou au
mode d'activité qu'il applique. Sous ce rapport, il
manifeste aussi vie commune et vie spéciale en même
temps, et des actions semblables quoique différentes.
La Société humaine aime, pense et agit. Toutes les
parties de son être exercent cette triple fonction
avec une puissance croissante de diversité, sans
doute ; néanmoins, chacun l'exerce d'après un mode
et une intensité propres. Sans cesser d'être *un*, le
Corps humanitaire fonctionne *surtout intellectuelle-
ment* dans un certain nombre de ses membres. Et à
son tour, chacun des rameaux de cette grande
branche de l'arbre vit de la variété de sa vie. Ici
encore, multiplicité et unité suivant la qualité de la
fonction.

Sans cesser d'être une, la Famille humaine fonctionne *surtout matériellement ou industriellement* par
un certain nombre de ses membres ; et cette nouvelle
branche de l'arbre social se subdivise en un nombre
considérable de rameaux vivant de sa vie et de leur
vie propre. Ici encore, hiérarchie en activité et spécialité sans sortir de la vie de mouvement.

VII. Maintenant, comment sera formulé le prin-

cipe d'association, quand il s'appliquera à la vie individuelle de l'Homme et de la Femme?

L'Homme et le milieu qui l'entoure, sont un *tout
harmonique*, une association ou combinaison. Notre
système pris en lui-même, est une association d'organes dont chacun mérite autant d'attention que le
lien qui les unit tous. Et chaque organe est un composé dont les parties veulent être étudiées en elles-
mêmes et dans leur union avec les autres, etc.

Vous le voyez, l'Homme n'est plus en lutte avec
le monde extérieur; il tend sans cesse, au contraire,
à s'harmoniser avec lui. Il n'y a point de *lois propres*
distinctes des *lois générales*. Les lois générales se
spécialisent en lui; elles sont l'expression de son
mode spécifique de vie.

Ne demandez point quelle est *la cause* d'un phénomène; car tout phénomène suppose un concours
d'actions. Il n'y a ni des principes autres que le
corps même en action qui soient cause, ni d'élément
séparé de ce corps qui mérite ce nom. L'homme
se combine avec ce qui est hors de lui, en conservant son influence propre. La double activité de
l'individu et du milieu avec lequel il est associé, voilà
la cause efficiente de son développement et de sa conservation, de la manifestation de ses actes. La puissance active d'un organe se lie à la puissance active
du reste de l'association, pour réaliser avec elle et
de concert avec le monde extérieur, les opérations
de la vie. Enfin, chaque partie du composé qu'un
organe représente, agit concurremment avec les

autres , pour la fonction dévolue principalement à
cet organe , etc.

Dans l'association de l'homme et du monde ambiant,
dans l'économie , dans un organe , chaque partie ,
chaque molécule exerce son influence suivant un
mode à la fois et une intensité qui la caractérisent.
Le corps vivant n'est point actif devant le monde
extérieur à la manière dont le prétendait le Spiritualiste , il n'est point passif à la manière dont l'entendait
l'Organicien : il est actif et passif en même temps ,
c'est-à-dire , plus ou moins actif suivant les circonstances. Et il en est des organes les uns à l'égard des
autres , des parties constitutives d'un organe entre
elles , comme du système entier relativement à son
milieu.

Les membres de l'association constituée par l'Homme
et la Femme , ou par une moitié de couple ont un
but commun et particulier : aimer , penser et agir.
Tous concourent à remplir cette triple fonction. Les
trois modes de la vie individuelle se ressemblent et
diffèrent ; ils sont l'*attraction*, s'exerçant suivant le
mode humain. Toutefois , il y a un ensemble de parties qui se coordonnent pour réaliser la vie intellectuelle , quoiqu'elles aient besoin du concours des
autres. Il y a un ensemble de parties qui s'unissent
pour la vie de mouvement , quoiqu'elles s'adjoignent
également les précédentes ; et dans ces coordonnations
secondaires , toujours association ou unité multiple.
Sous quelque point de vue que l'on considère l'Individu homme et femme , les faits sont simultanément

généraux et locaux, de vie commune et spéciale.
L'unité n'est point absorbée dans la diversité, et
vice versâ, la diversité dans l'unité.

L'Homme, je le répète, est donc un composé et
par conséquent a deux faces, l'une par laquelle nous
l'apercevons surtout matériellement ou en tant que
multiple, l'autre par laquelle nous l'apercevons surtout
non matériellement ou en tant que *un*. N'oubliez
jamais qu'elles sont *également* importantes à connaître (1).

La conception dont je viens de donner rapidement
un aperçu, renferme, en les transformant, les autres
conceptions générales. Après l'avoir formulée, je dois
la justifier avec détail : premièrement en prouvant
que les progrès de la Science médicale, à travers plusieurs rénovations, ont tendu insensiblement à la faire
apercevoir et à la faire adopter ; ensuite, en l'appliquant directement à la Science de l'Homme sain et
malade, à la Théorie et à la Pratique de l'Art de
guérir.

(1) Voy. *De l'Anat. pathol. consid. dans ses vrais rap.*, etc. T. II.

SECTION DEUXIÈME.

CHAPITRE PREMIER.

ENFANCE DE LA MÉDECINE.

—

ARTICLE PREMIER.

Indiens. — Perses. — Égyptiens.

I. L'ESPÈCE humaine est, au début de la vie, ce qu'elle sera dans les âges ascendans qu'elle doit parcourir. Elle sent, elle comprend obscurément les mêmes vérités qu'ensuite elle aperçoit graduellement plus claires, plus étendues, plus exactes. Par ses manières diverses et successives de voir *ce qui est*, elle opère une sorte de division de travail, au moyen de laquelle elle fait son éducation intellectuelle. Et c'est ainsi qu'elle marche incessamment vers la connaissance de la réalité tout entière.

L'histoire qui déroule les feuillets de ses âges montre la Raison humaine inscrivant à la tête de chacun

d'eux des conceptions générales toujours plus complètes, à la faveur desquelles elle édifie la Science
sur des bases qui s'élargissent progressivement. L'Intelligence, comme les autres modes de la vie, effectue
des mouvemens de régénération continuelle, que
l'on pourrait comparer aux actes qui transforment la
composition du corps humain et la perfectionnent à
chaque instant. Ces mouvemens, qui sont continus, se
montrent néanmoins avec une intensité et un caractère particuliers à de certains intervalles de temps.
Un système scientifique universellement établi coordonne les faits acquis, lorsque déjà se préparent des
travaux qui doivent l'infirmer, lorsque des tendances
à un autre principe organisateur existent, qui poussent, d'abord instinctivement, ensuite avec réflexion,
à une meilleure constitution des connaissances humaines. L'affirmation et la critique, l'organisation et
la désorganisation ne sont pas des actions isolées et successives, elles s'engrènent l'une dans l'autre. Une
vieille théorie n'est abandonnée que lorsque la théorie
qui doit la remplacer présente un point d'appui solide,
incontestable aux esprits avancés. Un moment arrive
où la systématisation est manifeste. Alors paraissent
les rayons qui unissent les théories partielles, et ressort
le fil conducteur ou le principe auquel la raison s'était
confiée comme à son guide ; et beaucoup l'avaient
suivi sans le connaître. Ainsi les parties constitutives
du fœtus humain, séparées, indépendantes dans le
premier âge de la vie, s'unissent peu à peu pour
former un corps harmonique. Et le résultat n'est pas

l'effet d'une rencontre fortuite des molécules de l'être, mais celui d'une tendance native de l'ordre humain, qui pousse chacune d'elles à s'associer aux autres suivant la règle et pour le but déterminé.

II. L'Intelligence de l'Espèce humaine dans l'enfance s'exerce suivant son mode et son activité la plus inférieure. L'ordre de l'Univers alors est le Chaos ; c'est-à-dire que la raison de l'homme qui veut comprendre cet ordre s'arrête à l'idée d'une diversité indéfinie de causes. Chaque objet rend raison des phénomènes qu'il présente. Dans l'harmonie générale de *ce qui est*, l'Humanité, ainsi qu'un enfant qui commence à se mettre en relation avec le monde extérieur par ses sens et son intelligence, aperçoit presque exclusivement les corps comme isolés, distincts. Au moment où, dans l'histoire, nous saisissons les premières traces du développement de la Famille humaine, nous constatons qu'elle est, dans ses conceptions, dominée par ce qui l'environne; cherchant à se faire des idées de ce milieu, du ciel et de la terre, et ne s'occupant presque pas d'elle-même. Elle a un instinct de science plutôt qu'une puissance de réflexion. C'est par les sens plutôt que par l'intelligence qu'elle est active. Elle a des idées courtes, et par conséquent des notions vagues et confuses, des pratiques aveugles, sans direction positive, sans méthodes précises.

Ses premiers sujets d'étude furent naturellement le jour, la nuit, la succession des jours, et l'observation des astres qui y président. Les connaissances qui en résultaient avaient une liaison étroite avec celle des changemens que présente la vie de la terre, des états successifs par lesquels elle passe, enfin des productions qu'elle fournit pour la nourriture des hommes.

Toute fable est la traduction poétique d'une vérité ou de ce qui fut la vérité à chaque époque de la vie sociale. L'homme emploie un langage expressif pour parler des causes de ce qu'il sent et comprend; il anime, personnifie ou déifie ces causes. Et dans l'enfance pour l'Espèce humaine *tout est Dieu*; toute cause est un *quid divinum* devant lequel elle s'incline et s'humilie.

Examinez le système religieux de l'Inde, de la Perse, de l'Égypte ancienne; déchirez le mythe et vous trouverez la première coordonnation d'idées générales que l'Humanité ait inventée au moyen des impressions qu'elle a reçues. Or, ici la diversité presque seule est aperçue dans la combinaison de TOUT CE QUI EST ou dans l'Ordre universel.

Dans la première enfance l'Homme, incapable à cause de sa faiblesse, de s'harmoniser avec ce qui l'entoure aussi bien qu'il y parviendra dans la suite, semble en subir passivement l'action. La somme des satisfactions est relativement très-petite, le bien est limité; la non-satisfaction, le mal ont un empire très-étendu. Il s'abaisse devant tous les objets qui agissent sur elle d'une manière favorable ou nuisible. Mais il les sépare en deux groupes tranchés : il regarde le bien et le mal comme deux réalités distinctes , ayant une existence absolue , au lieu de considérer celui-ci comme une négation plus ou moins prononcée de l'autre. De là , les bons et les mauvais Génies , les bonnes et les mauvaises Divinités : c'est-à-dire, les astres bienfaisans ou malfaisans , le soleil , la lune, les planètes ; les influences extérieures de nature avantageuse ou défavorable. Entre ces deux ordres de causes génératrices des changemens qui arrivent au monde, existe une guerre permanente. Et l'Humanité adore les causes qu'elle craint comme celles qu'elle aime.

Il ne faut donc pas être surpris que les hommes aient considéré les maladies comme l'effet de la colère des Dieux, de l'influence des mauvais génies. Ils disaient, en d'autres termes, qu'elles étaient la conséquence de l'action des causes funestes. Mais les Dieux avaient aussi le pouvoir de les guérir ; car les génies ou les divinités bienfaisantes étaient la source véritable de toute Science conservatrice. Des hommes dignes d'être préférés aux autres, parce qu'ils avaient le don de comprendre les Dieux et d'apprécier les causes productrices des choses , étaient les médiateurs naturels entre ces causes et les hommes ; ils étaient les confidens des Divinités.

III. Dans l'enfance de l'Humanité , la vie , sous quelque face qu'on l'étudie , est faible et grossière ; l'isolement est senti par elle beaucoup mieux que l'union. Le mouvement étant à peine visible encore ,

elle a pu prendre l'immobilité, l'inertie pour des faits
normaux. De là, les divisions qui, à l'époque dont
nous parlons, formaient, sous le nom de *castes*, des
distinctions radicales, absolues.

Une caste particulière était née pour la culture des
sciences qui se transmettait héréditairement. La
Science était un culte : une caste de prêtres lui était
attachée comme à sa fonction. Ainsi l'Astronomie et
la Médecine, avec les arts utiles, passèrent de Dieu
aux hommes par leur intermédiaire ; et la médecine
fut un sacerdoce. Les Prêtres tracèrent de premières
règles générales auxquelles ils donnèrent une autorité
sociale ou religieuse. Les moyens de guérison adoptés
par eux étaient considérés comme des secrets que les
Dieux leur confiaient. Un réglement d'hygiène fut
tracé pour les besoins des diverses castes : le régime
alimentaire, les rapports des sexes, l'éducation des
enfans furent fixés d'après un ordre. Et le culte de
la médecine ne se bornait point à des pratiques
purement physiques : les paroles magiques, les
purifications en étaient la partie religieuse. Leur caractère était conforme à la manière de sentir du temps,
à l'état moral encore grossier des hommes ; car les
Prêtres, comme hommes de science placés à la
tête de la hiérarchie sociale, comprenaient, quoique
obscurément, les divers modes de la vie. Et même,
en examinant de près le fond de leur système d'idées,
dans les notions vagues et les débris qui nous en
restent, on découvre les germes des deux grands
principes qui, sous les noms de Spiritualisme et de

Matérialisme, se sont dessinés dans la suite avec des traits mieux caractérisés.

Dans cette phase de vie principalement matérielle où l'homme se prend de préférence à tout ce qui l'impressionne fortement, l'imagination eut une part extrêmement active mais désordonnée : le goût de la magie, qui était une conséquence de l'étude de l'Astronomie, en fut une preuve remarquable.

IV. Les colléges des Prêtres, placés à la tête de la Société, élaboraient les idées qu'ils faisaient descendre ensuite dans le peuple. Ils avaient par conséquent leurs mystères ou leur Science cachée. Tant qu'ils furent en harmonie avec les besoins des masses, tant que la conception qui les dirigeait favorisa le mouvement général de l'intelligence, leur théorie et leur pratique furent bonnes, leur conduite sage et éclairée. Au contraire, elle mérita d'être appelée superstitieuse, oppressive, dès qu'ils furent en désaccord avec le progrès de l'Humanité et son avancement intellectuel.

ARTICLE DEUXIÈME.

Grecs et Romains. — Esculape.

V. L'histoire dit en effet qu'à travers des changemens dont la succession n'est pas facile à déterminer, l'Intelligence humaine changea de manière de voir et se fit, sur *ce qui est*, une croyance conforme aux

sentimens qu'elle éprouvait et à l'état de perfectionnement dans lequel elle était entrée. La seconde enfance de l'Esprit humain est caractérisée par le règne
du principe de la *pluralité des causes*. L'activité propre
de la Raison est peu apparente encore ; l'influence
du monde extérieur est fortement ressentie , l'attention est dominée par le milieu environnant ; car
l'homme s'observe et s'examine à peine lui-même.
D'abord il ne distingua pas , pour ainsi dire , son
existence de celle du globe auquel il est attaché et
dont il fait partie ; peu-à-peu il éleva sa tête au-
dessus de lui : maintenant son corps tout entier veut
se dégager du bloc terrestre et s'admirer dans sa
beauté matérielle , jusqu'au jour où , par un nouvel
effort , dédaignant sa propre matière , il cherchera
à se spiritualiser pour planer au-dessus d'elle.

Un nombre limité de causes suffit déjà à l'intelligence de l'homme pour donner une signification à
l'infinie variété des phénomènes du monde. Chez
le Grec et le Romain , le sentiment de l'ordre est
plus fort et l'ordre est mieux compris. Voyez : les
causes , bien qu'indépendantes les unes des autres et
spéciales dans leur action , sont subordonnées à
une cause qui les domine toutes. La diversité et l'unité
sont mieux indiquées : c'est Jupiter qui préside
l'Olympe. Dépouillé du symbole mythologique , le
Système grec se présente comme une coordonnation
de faits partagée en groupes nombreux : Science et
Théologie se confondent. Les Beaux-Arts expriment
par des images la croyance de tous , le *Dogme* ou

Science générale. Dans la pluralité des Dieux il faut reconnaître la multiplicité des causes extérieures ou des influences bienfaisantes et nuisibles. Le soleil, les planètes, le feu, les vents, les fleuves, et tant d'autres agens physiques aimés ou redoutés des hommes, sont la source des phénomènes que présente l'Univers. Les hommes éminens, les poètes, les devins ont le secret des Dieux. C'est à ces causes, à ces Dieux qu'on en appelle lorsqu'on veut obtenir un soulagement aux maladies ou des lumières nouvelles. Les Prêtres, comme les hommes les plus sociaux, les plus capables par leur amour et leur savoir de soutenir les croyances et de les justifier, imprimaient la direction aux idées. Alors l'Astronomie et la Médecine, la science du monde extérieur et celle de l'homme s'avancèrent par de notables progrès.

La Médecine aussi était religieuse. Dans sa théorie et dans ses applications, elle disait que les Dieux et les Déesses sont les causes des actes organiques, des fonctions de l'économie animale, les causes des différentes affections morbides. Et l'on nommait, on spécialisait ces causes d'après le but auquel elles tendent activement ; on en faisait des principes d'action substantiels.

Les maladies qui sont des effets de la colère des Dieux portent avec elles quelque chose de divin, et sont guéries par l'influence des Dieux. Eux seuls ont inventé la médecine, ils en ont confié le dépôt aux Prêtres, qui se transmettent héréditairement cette salutaire attribution. Les Prêtres des temples Grecs,

par des relations communes, maintenaient leur supériorité. Le mystère enveloppait l'élaboration des idées
qui n'étaient point à la portée du peuple, et auxquelles
les hommes les plus dignes étaient successivement
initiés. Quant à la foule, elle ne recevait que celles
qu'elle pouvait comprendre.

VI. En Grèce, jusqu'au temps des philosophes, la
médecine faisait partie du culte ; elle était exclusivement pratiquée dans les temples. L'histoire marque une
époque où les Prêtres d'Esculape, connus sous le nom
d'Asclépiades, étaient chargés du ministère médical.
Or, le Prêtre n'est pas exclusivement l'homme d'intelligence : en lui se combinent la puissance de l'amour
social qu'expriment les Beaux-arts, et la puissance de
la Science. La médecine était une pratique secrète et
mystérieuse, qui n'employait pas uniquement des
moyens matériels. Ce qui dans la suite fut supersti-
tion, au début avait été une action religieuse salutaire
et conforme au développement des sentimens et des
idées. Le malade n'approchait du temple qu'après
plusieurs préparations telles que l'abstinence et les
bains. Le Prêtre racontait les prodiges faits par le
Dieu : des sacrifices étaient offerts ; des hymnes étaient
chantés, et le patient attendait, la nuit, dans le temple,
l'influence de la Divinité. S'il avait des songes, on les
interprétait dans le dessein de favoriser la guérison.
Venaient ensuite les actions plus matérielles du Prêtre,
qui étudiait les mouvemens de la nature, utilisait
l'observation des cas analogues consignés dans les

tables votives. Son savoir embrassait aussi l'application de moyens empiriques à l'intérieur ou à l'extérieur du corps et l'emploi de pratiques hygiéniques ; car les temples étaient placés dans des lieux salubres, souvent à peu de distance d'eaux pures et de sources thermales.

Outre cela, il existait des établissemens qui, bien qu'en dehors du temple, avaient un but médical, puisqu'ils se rapportaient à la conservation de la santé : c'étaient les Gymnases. Ils avaient pour objet l'éducation physique ; les jeux du corps étaient en Grèce une institution civilisatrice pour les peuples, et pour l'individu un moyen de développement. Les gymnases se modifièrent peu à peu, de manière à fournir directement aux malades des ressources diététiques et thérapeutiques.

VII. Nul doute que durant cette période, qui se termine à l'arrivée des philosophes, le progrès de l'Intelligence est principalement matériel ; mais il est vrai que l'Espèce humaine perfectionne le matérialisme par lequel elle a débuté dans la vie. Cette face de la réalité se dessinait avec des caractères plus précis et une physionomie plus expressive, sans que néanmoins l'intelligence allât guères au-delà de ce qui frappe les sens. Toutefois la réflexion vient de naître, et l'erreur qui est son partage tend visiblement à décroître. La Science de l'Homme n'est point spécialisée encore comme science particulière, et l'anatomie n'est pas cultivée.

ARTICLE TROISIÈME.

Réaction des philosophes contre la conception de la pluralité ;
recherches qui conduisent à l'unité de cause. — Hippocrate.

VIII. L'Espèce humaine s'avance par des degrés à
la fois et des modes de vie plus parfaite. La Science
qui suffisait aux besoins de son intelligence, s'altère
et vieillit. La conception qui en faisait la base, n'a
pas le pouvoir de mener plus loin.

Quelques hommes en dehors du temple, sont doués
d'une valeur intellectuelle que la Théologie mythologique ne satisfait point. Et pour eux l'autorité du
sacerdoce a cessé d'être infaillible ; le système général
des idées ne leur convient pas. Aussi ne tarderont-ils
pas à le témoigner par une réaction critique. Ils se
livreront à des recherches individuelles, et la per-
sonnalité, l'activité propre de l'être fera un nouveau
pas. On va passer en Grèce, de l'ère des Prêtres à
celle des Philosophes, de la Théologie à la Science,
du Temple aux Écoles et aux travaux isolés.

IX. Thalès et Pythagore, par une série non in-
terrompue de philosophes, nous conduisent à Socrate,
à Platon et Aristote, enfin à l'école d'Alexandrie.
Qui dit philosophe, dit quelqu'un qui cherche un
principe et une science. Ce n'est plus l'homme social
ou religieux, c'est l'individu isolé qui n'a foi qu'en
ses sens et dans sa raison.

Maintenant l'étude des causes va être reprise et

mieux approfondie, le nombre de ces causes graduellement circonscrit. L'Esprit humain s'efforce de passer
de la pluralité à l'unité, et des causes physiques aux
causes métaphysiques. Il commence à échapper,
mais timidement, au joug de la conception mythologique.

Quelques hommes essaient à l'écart, d'expliquer
l'Univers par un *petit nombre d'agens physiques*, et
même déjà par un agent seul ou uni à une cause
intelligente. Il en est qui arrivent jusqu'à la négation
des Dieux, et qui en secret embrassent l'idée de
la fatalité.

Toujours mélange de Matérialisme et de Spiritualisme. Ce dernier l'emportera de plus en plus. Toujours de l'invention, de l'imagination ou de l'hypothèse
avec de l'observation, sans doute ; mais celle-ci sera
long-temps faible et grossière. Les questions qui
avaient été traitées au point de vue religieux, le sont
à présent d'une manière philosophique, bien qu'ostensiblement on s'incline devant les croyances populaires.
L'origine du monde, les corps célestes, l'homme,
préoccupent les Savans de la Grèce. La Théorie médicale va reposer sur des fondemens nouveaux et sera
regardée comme une branche de la philosophie. A
côté de la Cosmogonie, la Physiologie prendra une
certaine extension. La recherche des causes, l'étude
de l'*ame* poussera à l'observation et à l'examen des
fonctions.

X. Tout vient de l'eau, disait Thalès, et Dieu est

la raison qui fait que tout en provient. Un être intelligent, un génie, une ame, voilà la cause qui donne
à la matière les formes qu'elle revêt. Le petit monde
ou l'Homme a une ame comme le grand monde ou
l'Univers.

XI. Pythagore entra plus hardiment dans la voie
métaphysique. Il s'éleva au-dessus des faits matériels,
en cultivant la science des nombres. Les faits mathématiques devinrent pour lui des points de comparaison ; il traduisit en nombres, en termes abs-
traits, les idées physiques. La matière primitive,
disait-il, est informe et sans propriétés ; elle n'a
d'existence déterminée que par l'addition de principes
ou causes actives qui la lui donnent. La force qui
détermine ou met en ordre et qualifie la matière,
peut être comparée, ainsi que la matière même, la
première à l'unité, celle-ci à la dualité. De leur union
résulte le nombre trois, qui spécifie la réalité.

Ce philosophe s'arrête à un seul principe d'action,
pour comprendre les corps. C'est le feu qui, selon
Pythagore, est la puissance active qui règne dans
l'Univers : les astres, les Dieux y prennent naissance.
La cause de la vie ou du mouvement des animaux,
l'*ame* est éthérée ou aérienne ; elle est une émanation de l'ame du Monde. Elle a deux parties, l'une
raisonnable qui siège dans le *cerveau*, l'autre non
raisonnable qui réside dans le *cœur* : c'est en elle que
la chaleur prend sa source.

Les Pythagoriciens s'occupèrent de l'anatomie de

quelques animaux inférieurs à l'homme, et firent des efforts pour expliquer les fonctions. La santé, d'après eux, était une harmonie ; la maladie une discordance des fonctions. Ils croyaient à la métempsycose et admettaient, comme voltigeant dans l'air, des *esprits* qui sont des émanations de la divinité.

Leur vie pratique était, comme leurs idées, empreinte de Spiritualisme. Ils voulaient l'harmonie des forces de l'ame et du corps. En opposition avec les mœurs régnantes, ils suivaient un régime moral sévère ; ils prêchaient l'abnégation de soi-même, comprimaient toute passion vive ; et les soins qu'ils prenaient de leur corps, n'avaient point pour but la volupté, car ils étaient sobres et continens.

Déjà, par conséquent, en théorie comme en pratique, les Grecs étaient en dehors du Système religieux. On rencontrait à l'avenue des temples, des Philosophes qui aidaient les Prêtres dans l'interprétation de l'oracle, pour la guérison des maladies. Les Pythagoriciens firent mieux : ils pratiquèrent la médecine, qui était pour eux une espèce d'empirisme empreint de Mythologie et associé à l'art divinatoire.

A mesure que les Philosophes exerçaient leur esprit aux idées abstraites, ils trouvaient davantage les moyens d'infirmer le Matérialisme mythologique. Néanmoins, ils voilaient encore leurs pensées et sacrifiaient aux Dieux du peuple.

XII. Pythagore, pour expliquer les phénomènes des corps, admettait dix principes opposés. Empédocle

n'en admit que quatre : le froid , le chaud , le sec et
l'humide ; qualités qui répondaient à quatre élémens
jouissant d'une égale valeur : l'air , le feu , la terre
et l'eau. Mais ces élémens , selon Empédocle , ne se
combinent pas ; ils ne font que s'accoler les uns aux
autres ; ils s'attirent par l'effet du hasard , s'unissent
par l'*amitié* qui tire toute chose du Chaos , se dés-
unissent par l'*inimitié* qui y ramène tout. Des rapprochemens qui s'effectuent , il résulte ou des êtres
monstrueux qui rentrent dans le chaos , ou des êtres
bien construits qui restent vivans.

Dans l'homme, la prédominance d'un des quatre élémens , décide les différences des organes. Quant aux
fonctions, la nutrition et l'accroissement ont pour cause
la chaleur , dont la diminution entraîne le sommeil ,
et l'extinction la mort. Les affinités qui existent entre
les élémens des sens et les élémens des objets extérieurs , rendent raison de la sensation , etc.

Ce Système , au premier abord , semble être du
matérialisme pur , et cependant il est empreint de
métaphysique ; car le hasard est qualifié d'*unité active*
par Empédocle , qui supposait d'ailleurs l'existence
d'une ame dont le siège est dans le sang , et qui est
identique à la chaleur engendrée par ce fluide. Ce
philosophe accordait également une ame aux végétaux.
Du reste , il n'enseignait cela qu'aux disciples intimes ;
en public , il se conformait aux croyances communes.

Tous partaient du Chaos , c'est-à-dire , d'une matière première , informe , brute ; et ils la prenaient pour
une réalité distincte de la cause qui , avec elle , donnait

naissance à tous les corps. A la vérité, ils pensaient diversement sur cette cause.

XIII. Anaxagore repoussa l'intervention du hasard, et crut à l'existence d'une Divinité qui embrasse et pénètre tout, rapproche les corpuscules qui se ressemblent, sépare ceux qui sont dissemblables. De là, la diversité des êtres jouissant de propriétés différentes de celles qui sont propres aux élémens qui les composent. L'ame des animaux et des végétaux était, d'après lui, une émanation de l'ame de l'Univers. L'eau, le feu, la terre entrent dans la composition de la matière première du corps humain. La chaleur donne à la semence du mâle la faculté vivifiante, et la semence seule produit l'embryon. Le sommeil est un accident matériel auquel l'ame ne prend point de part ; la mort enfin, est la séparation de l'ame et du corps : l'ame est immortelle. Les Grecs se confièrent long-temps les idées d'Anaxagore comme des Doctrines secrètes ; parce que la réaction faite contre la Théologie mythologique, commençait à susciter des persécutions. Anaxagore même fut accusé d'athéisme.

XIV. Démocrite reprend la théorie des atômes, que Leucippe avait inventée. Les atômes sont des particules inaccessibles aux sens et de formes variées à l'infini, car ils doivent, par leur assemblage, produire tous les corps : ils sont doués de forces inhérentes à leur figure, à leur arrangement, ils sont dans un mouvement continuel. A cette conception matéria-

liste, Démocrite ajoutait l'hypothèse d'une ame ré-
pandue dans tous les corps. Les quatre élémens qui
constituent les êtres, attirent leurs semblables qui
sont en dehors d'eux. Il émane des corps des particules qui se rendent vers les organes dont les élémens
correspondent aux leurs. Ainsi s'expliquent les sensations : si les corps viennent à cesser d'agir sur les
sens, il y a disposition au sommeil. Les diverses
fonctions sont expliquées à l'aide de la double hypothèse d'une force aveugle et de l'action d'une cause
appelée *ame*. Démocrite s'adonna à la dissection des
animaux, fit des traités sur les maladies et les causes
qui les produisent. Il enseigna publiquement ce
qu'Empédocle n'avait osé dire qu'à des initiés.

XV. Héraclite revient à son tour à l'hypothèse du
feu, comme principe de tout mouvement. Il pense
que cet élément est l'origine de tous les corps, par la
condensation ou la raréfaction qu'il détermine en
eux. De la condensation du feu, vient l'air ; de celle
de l'air, l'eau ; de celle de l'eau, la terre ; et les
principes les plus subtils sont ceux dont l'origine
est la plus reculée. Ici l'attraction et la répulsion ont
une signification opposée à celle qu'Empédocle leur
avait donnée : ce sont les principes opposés qui
s'attirent et *vice versâ*. L'ame du Monde et celle de
l'Homme qui en émane, proviennent du feu ; l'acte
respiratoire attire l'ame du Monde. Dans le sommeil,
il y a interruption de la communication, par les sens,
avec l'ame du Monde, etc.

XVI. Cependant les hommes de Science s'étaient occupés jusques là, plutôt des existences extérieures, que de l'Homme même; et, bien que les fonctions de l'être humain eussent été examinées avec quelque attention, on n'avait pas encore étudié directement l'homme physique. Les Philosophes en général, s'exerçaient à l'anatomie des animaux.

L'Intelligence entrait ostensiblement dans des voies nouvelles; mais les hommes les plus hardis n'allaient pas jusqu'à toucher à l'infaillibilité de l'oracle de Delphes. Pourtant on s'accordait mieux chaque jour d'une part, sur le fait général de l'*unité* de cause, et on osait l'avouer; d'autre part, le progrès de l'Idéalisme était incontestable, puisque plusieurs philosophes accusaient le témoignage des sens d'être trompeur, et donnaient la prépondérance à la réflexion, qu'ils séparaient nettement de l'observation matérielle.

Maintenant la philosophie est devenue une puissance qui lutte avec éclat, contre la Science mythologique. La réforme commence à travailler la masse des esprits. Les Sophistes arrivent et mettent à son comble le désordre des croyances. Ils n'enseignent que la critique : ils soutiennent l'athéisme, et ils obtiennent faveur.

Alors Socrate parut. Les Philosophes avaient émis des conceptions générales sur l'Univers et même sur l'Homme; mais elles étaient sans vérification. Ils s'étaient livrés aussi à l'observation, mais leurs observations étaient grossières et incomplètes. La réflexion sortait à peine du symbole; l'intelligence n'était point assez forte pour s'examiner elle-même, et la *méthode* était inconnue.

Socrate achève de secouer le joug théologique, combat le Scepticisme des Sophistes et sent le besoin d'affirmer un principe, qu'il pose avec plus de précision et de netteté que ses prédécesseurs. Il recommande en effet, de joindre l'étude de l'Homme à celle de l'Univers. Il prend pour devise l'inscription de l'oracle de Delphes. Voilà Socrate au point de vue scientifique le plus élevé. Ensuite il annonce qu'un Système doit être un tout organisé de manière que les principes secondaires se déduisent d'un principe général; les principes tertiaires, des précédens, et ainsi jusqu'aux faits particuliers. Il établit enfin, que l'homme de science doit procéder aussi bien dogmatiquement que par l'expérimentation.

Tout ce qui est fut envisagé par lui, comme le résultat d'une cause ordonnatrice que nous sentons hors de nous. Les pouvoirs divers des Dieux de l'Olympe, se trouvèrent ainsi concentrés en un seul pouvoir, en un principe d'action, celui d'un être invisible *métaphysique* qui gouverne tout. Son invisibilité n'est point une preuve de sa non-existence; car ses effets nous disent ce qu'il est.

Et l'Homme fut conçu de la manière suivante. Nous sentons en nous, disait Socrate, une faculté pensante, une substance non appréciable aux sens : c'est l'*ame* qui embrasse et dirige le corps, comme la divinité embrasse et dirige l'Univers.

Ces conceptions sont comprises et graduellement acceptées ; mais les faits manquent pour élever un Système d'idées théoriques et pratiques. Les temps ne sont pas prêts pour une organisation véritable. Ainsi Socrate donna seulement des directions. En effet, son École se divise après sa mort ; et cette séparation devient une division du travail intellectuel favorable au progrès. Elle montra distinctes les deux faces de la réalité qui , par ce moyen , furent étudiées d'une manière plus large et plus complète.

XVII. Le mouvement général qui prit un caractère philosophique dans Socrate , effectuait en particulier une action réformatrice dans la Science médicale. Cette Science , dans Hippocrate surtout, va se présenter à la fois théorique et empirique , hypothétique à la fois et positive ou fondée sur des faits. Les philosophes réagirent avec avantage sur les Prêtres de la Science médicale. Les Asclépiades de Gnide et de Cos , qui représentaient déjà quoiqu'imparfaitement dans la médecine les deux faces de la Science , s'étaient montrés les plus avancés. Les uns décrivaient les maladies d'après les tables votives, et s'attachaient aux faits particuliers ; dans les maladies , les symptômes les préoccupaient plus que les signes : ils ne généralisaient pas , ils subdivisaient sans cesse. A Cos , la tendance était à la généralisation plutôt qu'à la particularisation. La séméïotique y était plus rationnelle. On donnait aux phénomènes , une signification qui supposait une faculté plus grande de combiner les faits. Les Asclépiades de Cos ou la famille d'Hippocrate, contribuèrent puissamment à faire passer la Médecine de l'état mythologique ou religieux à l'état philosophique. L'essai d'organisation que les Asclépiades réalisèrent, offre ce double caractère de prendre pour base l'expérience, et d'employer en même temps le dogmatisme. Hippocrate essaie de concilier la philosophie avec l'observation. Il se sert des histoires de maladies, recueillies dans les temples, ajoute son expérience à celle des médecins qui l'ont précédé, et compose des sentences auxquelles se rallient un grand nombre de faits. Mais en même temps il adopte, en l'améliorant, la conception des *quatre élémens* qu'il applique à l'Homme malade, en la transformant en celle des *quatre humeurs*. L'équilibre des humeurs fait la santé : les maladies dérivent du manque de là surabondance ou du défaut de proportion de ces humeurs. Empédocle, qui admettait dans la nature quatre élémens, ne les concevait dans les corps qu'à l'état de juxtà-position ; Hippocrate les conçut à l'état de combinaison. Bien mieux, il ne s'arrêtait point à la notion *physique* de ces élémens : c'étaient leurs *qualités* qui lui servaient de moyen d'explication. Les qualités sont *au-dessus* des élémens et pourtant liées à leur présence. Le *principe de la vie* était, non le feu de Pythagore et d'Héraclite, mais la chaleur intégrante supérieure dans son essence au feu. Vous remarquerez ensuite que l'*Humorisme* a moins de développement dans la pathologie d'Hippocrate, que la Théorie de la *force vitale* : celle-ci est la chaleur inhérente au corps dont je viens de parler ; cause active à laquelle se rattache l'idée du *concensus* des parties et de la force médicatrice. Ici constamment, les faits généraux sont plus nombreux et mieux sentis. Les causes générales, telles que l'air, le vent, la constitution épidémique, le climat, etc., sont recherchées avec plus de soin que les causes prochaines ; l'observation des mouvemens de la nature, les périodes des maladies, leurs solutions naturelles, de préférence aux changemens organiques et locaux qui exigent des connaissances matérielles ou anatomiques dont on était privé ; car Hippocrate lui-même n'avait encore disséqué que des animaux. Il y a déjà en lui les fondemens d'une Science des indications thérapeutiques : elle repose sur les symptômes essentiels et sur la notion des causes éloignées. Respecter les effets de la nature, les imiter, évacuer au moment convenable, voilà des principes de conduite d'une haute valeur. La diététique ou le régime, est une branche de l'art de guérir qu'Hippocrate a constituée le premier, s'il ne l'a point créée. Les Gymnases étaient alors des lieux où s'exerçait une espèce de Médecine populaire, et l'exercice physique passait pour un puissant moyen, dans le traitement des maladies.

Ainsi, en Théorie comme en Pratique, on s'était échappé du temple. Les Asclépiades de Gnide et de Cos avaient renoncé à pratiquer dans le mystère ; ils enseignaient même les étrangers.

Telle était la réforme consommée par Socrate et les Asclépiades. Socrate avait attaqué plus ouvertement les prêtres et les sophistes : son influence était plus générale. Il avait porté un coup mortel aux institutions du Polythéisme, et pour cela même il fut condamné à boire la ciguë.

XVIII. A présent, le mouvement des idées va s'accomplir dans deux directions qui montreront séparément les deux faces de la Science de l'*être*, jusqu'ici confusément unies ; l'une est métaphysique et l'autre physique. Apprenez à les voir, comme deux branches sortant du tronc commun, et destinées à s'embrasser un jour et à entrelacer leurs rameaux par les liens d'un indissoluble mariage.

Socrate est continué avec progrès. Deux écoles s'établissent : l'Académie et le Portique. L'une, dans ses recherches, part de l'Homme pour aller au monde extérieur qu'il subordonne à l'Homme ; l'autre procède d'une manière inverse, c'est-à-dire, subalternise l'homme au Monde extérieur. Platon représente surtout le dogmatisme, l'Unité; Aristote, l'observation, la Multiplicité.

Mais la disposition intellectuelle de l'Humanité, était alors à l'Idéalisme, à la Métaphysique. Dans Socrate même, où les deux philosophies prennent leur source, et dans le vieillard de Cos, qui observe et raisonne en même temps, l'*unité*, les *faits généraux* ou non matériels sont en prédominance.

Platon devait donc être le successeur immédiat de Socrate, et devait appliquer le premier sa conception. Or, la conception de son Maître disait que l'Univers

doit être étudié de préférence dans le petit monde ou
l'Homme, sans préjudice de l'observation du grand
monde ; mais Platon, par sa tendance native, fut
induit à étudier l'Univers exclusivement dans l'Homme. Il arriva à un point d'abstraction tel, qu'il se
plaçait idéalement en dehors de l'Univers et qu'il
croyait voir la manière dont il fonctionne. Platon, par
ce moyen, produisit des idées d'une grande généralité.
Les Savans furent séduits par l'idée, que dans l'Univers c'est l'Homme qui joue le rôle le plus important,
et que tout a été créé pour lui. Les faits généraux
brillent dans Platon, mais la physique, mais l'observation du monde matériel sont négligées ou mal comprises.

Depuis les Pythagoriciens, le Scepticisme régnait
en Grèce, à l'égard des objets qui frappent les sens.
Platon prit ce point de départ et s'attacha à l'étude
de l'origine des choses. Il y avait pour lui trois êtres
primitifs : la *matière*, qui est composée d'atômes ou
élémens, la *Cause créatrice* et la *forme* suivant laquelle
tout est créé. Cette cause est le plus parfait des Esprits,
et avec elle se trouvent les êtres divins qui sont les
types de ce qu'il y a de réel sur la terre : ces types
ou modèles sont les *idées* de Platon. Ce philosophe
n'accordait le titre de Science qu'à la connaissance
de ces êtres. Selon lui, Dieu fit aussi des génies
subalternes parmi lesquels il en est d'invisibles qui
sont également une portion de sa substance, et qui
revêtent le corps d'un animal. D'où il s'ensuit qu'une
ame se compose de deux parties, l'une divine rai-

sonnable et l'autre physique et dépourvue d'intelligence. L'ame raisonnable, seule percevante, est la
partie la plus importante et siège dans le *cerveau*, qui
est la continuation de la *moelle épinière*. La moelle
épinière, dit Platon, est le siège de l'ame matérielle,
et l'endroit par où le corps commence à se former.
Là sont les liens qui attachent cette ame au corps.
A la portion de l'ame irrationnelle qui réside dans la
poitrine, se rapportent un certain nombre de passions
déterminées ; à la portion qui siège dans l'abdomen,
répondent d'autres penchans, d'autres appétits. Et il
y a combat entre l'ame contemplative et l'ame matérielle, entre l'intelligence et les passions. Platon
introduisit dans sa physiologie plusieurs idées d'Hippocrate, et se livra sans réserve à l'étude des causes
finales.

Platon conçoit à sa manière les diverses fonctions.
Quand il examine les actes qui ont moins de rapport
avec les opérations de l'ame, ses explications sont
mêlées de Matérialisme qui contraste avec le reste de
son Système. La chaleur du sang et surtout du sang
rouge, est la source du feu qui fait la vie. Le feu est
la cause de la digestion et prépare la nutrition ; pour
que celle-ci s'effectue, les parties similaires sont
poussées les unes vers les autres. Les connaissances
anatomiques sont grossières ou défigurées par de
nombreuses erreurs. Les maladies ont pour causes
prochaines un excès ou un défaut de proportions
entre les élémens physiques du corps : l'excès du
feu engendre les fièvres continues ardentes ; l'excès

d'eau , les fièvres tierces ; l'excès de terre , les fièvres
quartes.

XIX. Les physiologistes et médecins de la Grèce se
ressentirent bientôt de l'influence des idées de Platon.
Aussi la connaissance de ces idées facilite-t-elle beaucoup l'intelligence de l'École qui reçut le nom de
Dogmatique. Les principaux médecins qui en faisaient
partie introduisirent en effet dans leurs doctrines le
Spiritualisme de ce philosophe. Ils en appelaient constamment aux *causes occultes* , soutenaient que la
raison saisit ce que les sens n'atteignent pas. L'éther
joue un rôle majeur dans leur physiologie et leur pathologie. L'éther est une vapeur subtile qui est le
véhicule de la force vitale ; il participe de l'air
et de l'esprit. Les Dogmatistes accordaient à *l'ame*
végétative l'intelligence et le pouvoir d'agir avec réflexion. Ces médecins d'ailleurs firent faire de grands
progrès à la pathologie humorale. Et la doctrine des
élémens leur servait à expliquer l'action des agens
thérapeutiques et des agens externes en général.

Sous l'influence du Platonicisme , l'emploi de l'hypothèse s'étendit considérablement , et la contro-
verse eut beaucoup de faveur. Dans la pratique
même l'application des remèdes ou des méthodes
nouvelles se faisait sous l'inspiration de l'hypothèse.

Voilà comment , sous l'influence des doctrines de
Platon , les successeurs d'Hippocrate devinrent Spiritualistes et raisonneurs.

XX. Aristote à son tour offre ce caractère d'être un mélange de Spiritualisme et de Matérialisme. Il est vrai que chez lui il existe une prédominance en sens inverse de celle que présente Platon , qu'en examinant à fond ses principes et surtout les conséquences qu'ils ont eues , qu'en observant les directions dans lesquelles les Savans ont été poussés par eux , on peut dire qu'Aristote obéit à une conception première opposée à celle de Platon. Il étudia l'Univers dans l'Univers lui-même et arriva à l'Homme par le Monde extérieur. Il porta de préférence son attention sur la forme des êtres , leurs propriétés sensibles ; il voulut remonter des effets aux causes et admit que l'expérience est le meilleur moyen pour obtenir des résultats. D'une autre part, il retomba dans le Spiritualisme ou du moins dans l'abstraction , quand il établit comme faits primitifs ou causes la *matière* , la *forme* et la *privation* , et qu'il avança en même temps que la forme n'est pas distincte de la matière. Il posa en principe que tout vient des sens , et cependant il chercha le mécanisme du raisonnement dans les lois propres à l'entendement même : c'est un idéalisme qui ne se combine pas avec l'expérience ou avec l'observation matérielle.

Quoiqu'il en soit , Aristote appela principalement les Savans à l'observation du monde extérieur. Empédocle et Démocrite n'avaient examiné que partiellement la Nature et s'étaient livrés à des conjectures sur les élémens des corps ; Aristote embrassa l'ensemble des êtres , en donna la description et le

classement. Il s'est illustré dans les différentes branches de l'Histoire naturelle et principalement dans la
Zoologie. Il fit la dissection d'un grand nombre d'animaux , établit souvent des comparaisons entre leur
organisation et celle de l'Homme , et bien qu'il n'eût
pas analysé directement ce dernier , la description
qu'il donna de ses parties est plus exacte que celle
qu'en donnèrent ses devanciers. Il découvrit les nerfs,
mais il les confondit avec d'autres tissus ; il étudia le
système vasculaire dont il plaça l'origine dans le *cœur*.
Il mit dans cet organe le principe du mouvement et
du sentiment. Là siègent l'ame , les passions , et
aboutissent les sensations ; là se trouve l'origine du feu
naturel. Le cœur est le réservoir du sang et des
esprits , et par suite la source de toute nourriture.
Les esprits ne sont point contenus dans les nerfs ; le
cerveau est une masse privée de sang , dépourvue
de sentiment et qui tempère la chaleur du cœur.
Aristote n'attribue point une part aux nerfs dans
l'action des organes des sens ; la sensation n'est pas
une faculté active , elle est seulement un changement
communiqué. La digestion se fait dans la bouche ,
l'estomac , l'intestin ; les veines du mésentère absor-
bent dans l'abdomen les particules nutritives. Le foie,
la rate ont pour usage principal de soutenir les veines,
afin de les affermir dans leur place. La conception
résulte du mélange de la semence de l'homme et du
sang menstruel de la femme.

Il suit de tout cela que l'observation matérielle fut
mise par Aristote en première ligne ; que l'homme

fut considéré comme passif sous l'action des agens externes. Remarquez qu'en ces deux philosophes, Platon et Aristote, les deux faces de l'être se spécialisèrent clairement, que même on voit en germe chez l'un la disposition à accorder dans le corps vivant de l'homme la prééminence à ce que plus tard on nommera le système nerveux, dans l'autre à donner la préférence au système vasculaire.

Le Matérialisme continue à se développer et pénétrer la Science médicale après Aristote. On s'en aperçoit sous Zénon et les Stoïciens, qui étaient matérialistes sur les questions relatives à la pensée et au sentiment, et qui tombèrent dans une sorte de spiritualisme sur le mouvement et la matière.

XXI. Deux Écoles, deux sectes chaque jour subdivisées, rendirent saillantes les différentes faces des Doctrines fondamentales qui s'étaient personnifiées dans Aristote et Platon. Elles firent ressortir avec évidence l'exclusivisme de l'une et de l'autre. Les Philosophes et les Médecins abusèrent de la dialectique et acquirent de l'habileté surtout en subtilité métaphysique.

L'Intelligence humaine n'avait pas la maturité nécessaire pour marcher d'un pas également assuré dans les deux routes scientifiques qui venaient de s'ouvrir. Elle ne chercha donc pas la conception qui devait embrasser en les liant les deux aspects de l'être ; par abstraction elle les avait convertis en deux réalités, deux élémens. Les faits généraux furent isolés des faits

particuliers, l'unité et la multiplicité furent considérées comme distinctes et consacrées comme une opposition. Le temps n'était pas venu de combiner les
considérations à priori et les recherches expéri-
mentales ; la poésie était et méritait d'être encore séparée du raisonnement. L'activité et la passivité furent
prises isolément avant d'être fondues ensemble et
regardées comme les deux extrémités de l'échelle hié-
rarchique de la vie. L'antagonisme enfin devait être
pendant long-temps encore la condition du progrès
de l'Esprit humain.

ARTICLE QUATRIÈME.

Hébreux. — Moïse.

XXII. Pendant que la Famille humaine se développait dans la Grèce et tendait à l'unité de cause métaphysique, dans une autre de ses branches elle avait
accompli un mouvement analogue, elle avait proclamé
dans le peuple Hébreu l'unité de cause matérielle.
Et ici la croyance à un Dieu unique passa dans la
pratique de la vie et servit de base à un ordre social.

Moïse nous a dit comment il sentait et comprenait
l'action de la Cause première ; comment par elle il
concevait le Monde et l'Homme. La terre, le ciel
furent son ouvrage. La terre était encore inerte et
vide, les ténèbres l'enveloppaient, les eaux la re-
couvraient de toute part, et sur les eaux était porté

l'esprit de Dieu. A son ordre , éclata la lumière et se montra la voûte du ciel ; Dieu sépara les eaux de l'atmosphère de celles du globe terrestre et ordonna à celles-ci de se réunir en un même lieu ; et la terre montra une partie de sa surface solide. Bientôt il fit paraître des plantes portant leurs semences et des arbres portant leurs fruits. Ensuite les astres brillèrent distinctement sur le firmament , et parmi eux deux astres principaux , l'un qui préside au jour , l'autre qui préside à la nuit. Déjà , sous l'influence de sa volonté toute-puissante , des reptiles sortent du sein des eaux, des oiseaux vivent à la surface de la terre , s'élèvent dans les airs. Des animaux plus élevés apparaissent ensuite ; enfin l'homme est créé à l'image de la cause infinie , qui , après l'avoir pétri de limon , l'anime de son souffle , le place comme un Maître à la tête de la création. Enfin Dieu lui donne une compagne qui est une partie de lui-même , et commande à tous les êtres de croître et de multiplier.

XXIII. Telle est la conception de Moïse , qui signale six périodes dans l'évolution de la vie terrestre. Par l'influence d'une cause unique , ce législateur fit comprendre au peuple les changemens journaliers , les catastrophes nombreuses qu'il essuyait pendant le cours de sa vie politique. C'est d'elle que découlaient les biens et les maux. Les maladies étaient des punitions immédiatement infligées par Dieu , qui manifestait par elles sa volonté aux chefs de la nation le mieux faits pour la comprendre. Les

Hébreux lui offraient des victimes pour apaiser sa
colère et pour obtenir la guérison des maladies qui en
étaient les effets. Si le mal disparaissait , c'est que
l'offrande lui avait été agréable. Jehovah est le médecin du Peuple , lui seul guérit par l'intermédiaire
des Lévites. Ici paraissent les Prêtres héréditairement chargés de rendre la justice , de pratiquer la
Médecine et même la Magie. Chez eux aussi la Médecine est morale et matérielle en même temps. Plus
tard , chez les Hébreux , l'art de guérir devint la
propriété des Prophètes.

Il existait un ordre sanitaire social , des réglemens
hygiéniques qui avaient place dans la loi et qui avaient
pour objet la masse entière du peuple. Ces réglemens
font de la circoncision une pratique d'hygiène ; ils
interdisent l'usage d'alimens tirés de plusieurs animaux ; ils condamnent à la séquestration ceux qui sont
atteints de maladies contagieuses. La lèpre que Dieu
envoie à ceux qui l'ont offensé , c'est-à-dire , qui ne
marchent pas vers le but assigné par lui , est l'objet
d'une observation attentive et de soins particuliers ;
il faut fuir ceux qui en sont frappés.

Ainsi , tandis que par Socrate et Platon l'humanité
touchait à grand'peine à l'unité métaphysique , par
Moïse elle adopte l'unité matérielle d'une cause forte ,
redoutable et vengeresse à laquelle tout est soumis.

CHAPITRE II.

---◦◦◦---

TRANSITION ÉCLECTIQUE ; ÉCOLE D'ALEXANDRIE. — GALIEN.

—

I. CEPENDANT la diversité des Doctrines marchait
de front avec les divisions de la société Grecque, dont la
dissolution préparée de loin fut consommée politique-
ment par les successeurs d'Alexandre. Les savans dis-
persés affluent de toute part vers l'Égypte ; ils y apportent la divergence de leurs opinions , la multiplicité de
leurs Systèmes.

D'abord grande émulation parmi les philosophes ,
les rhéteurs et les médecins. Les Rois l'excitent et la
soutiennent en créant de nombreux établissemens
scientifiques , des bibliothèques, des collections d'histoire naturelle. Des cadavres humains sont livrés à la
dissection. En tout l'Aristotelisme prédomine , bien que
le goût des sophismes , des paradoxes et des disputes ,
le penchant au merveilleux détournent les esprits de
l'observation matérielle. Hérophile , Érasistrate appro-
fondissent l'anatomie , décrivent le cerveau , les nerfs ;
agrandissent par des découvertes nombreuses le

champ de la science de l'homme. Mais ils n'en étaient
pas moins théoriciens tous les deux : l'un adoptait la
doctrine des *quatre humeurs* dans les maladies ; l'autre
parlait du *pneuma* comme cause , distinguait l'air
vital de l'air de l'ame , et par eux se rendait raison
des fonctions et des maladies. Ces dernières dépen-
daient de la déviation du *pneuma* et des humeurs ,
et l'on se perdait en longs raisonnemens sur ces sujets
d'étude.

La division de la Médecine en spécialités , la séparation de la chirurgie , de la pharmacie fut utile à la
science en général et à la chirurgie en particulier.
Mais l'amour du Dogmatisme pénétrait dans toutes les
recherches , dans tous les travaux , parmi lesquels il
faut compter les nombreux commentaires qu'inspirè-
rent les livres du vieillard de Cos.

II. Néanmoins une certaine propension à l'empirisme se faisait remarquer. La défiance , le scepticisme
préparés de loin par l'abus de l'hypothèse et les discussions théoriques que soulevaient même les découvertes dont l'anatomie s'enrichissait , furent cause
qu'on rejeta le Dogme pour se retrancher dans l'Empirisme. Les Platoniciens récusaient le témoignage
des sens , les Aristoteliciens celui de l'esprit , les
Pyrrhoniens regardèrent l'un et l'autre comme des
moyens incertains d'acquérir des connaissances. Les
médecins , qui étaient fatigués des philosophes et des
anatomistes , n'invoquaient que l'expérience.

Si les spéculations dogmatiques avaient été profita-

bles au progrès de la raison , dans un sens opposé ,
les règles que les Empiriques tracèrent dans l'art
d'observer n'eurent pas de moindres avantages. L'Empirisme était une sorte de réaction contre le Dogmatisme ou la science générale du moment. Cette école
voulut éviter la recherche des causes et de la nature
des maladies , mais elle s'appliqua à celle du concours
des symptômes , des symptômes véritablement essentiels, et avant d'embrasser une opinion sur eux , elle
recueillait les cas analogues.

Le hasard , l'observation directe et la comparaison
des faits semblables étaient les trois sources où pui-
saient les Empiriques. L'analogie était également un
appui de la thérapeutique , car de l'identité des
phénomènes on concluait à la nécessité du même
traitement. Leur base était donc la ressemblance de
l'ensemble des symptômes et non pas celle de la nature
des maladies et de la nature du médicament. Voilà
par conséquent un Empirisme dans lequel la réflexion
dominait ; car on s'élevait à des hypothèses assez
générales et l'on justifiait à l'aide de faits suffisans
celle qu'on préférait, bien qu'on ne l'énonçât pas
d'une manière explicite. Là , enfin , le procédé intellectuel semblait plus près d'être ce que dans la suite
on nomma l'*induction*.

Les philosophes Grecs avaient fourni leur carrière
de recherches ; ils avaient rempli leur tâche en pré-
parant une ère nouvelle ; mais pendant quelque
temps encore l'esprit Grec , semblable au flot qui
s'apaise et frappe le rivage en mourant , consumait

son activité vieillie dans des efforts de compilation.
Il se répandait sur le monde Romain et y réfléchissait
la diversité de ses systèmes.

La médecine venue à Rome se fait remarquer chez
Asclépiade avec le cachet Aristotelique. La matière
et le mouvement engendrent tous les phénomènes.
La santé dépend de la juste proportion des *pores* du
corps avec les matières qu'ils doivent recevoir, auxquelles ils doivent livrer passage. Les maladies viennent de la disproportion qui existe entre les pores et
les substances qui les traversent ; le désordre des
liquides et des esprits sont non pas des causes prochaines mais des causes antécédentes. Cette manière
de généraliser les faits de la vie, ce dogmatisme ne
tarda pas à subir une transformation. Las de raisonnemens, les médecins avaient besoin de s'appuyer
sur l'expérience. Un disciple d'Asclépiade émit une
idée générale qui simplifia le travail et de lui naquit la
secte des Méthodistes. Les Empiriques avaient écarté
l'étude des causes cachées ou intimes des maladies,
et les autres se dispensent même de rechercher par
l'observation ce qu'il y avait en elles de spécial ou
capable de les différencier ; au contraire ils examinent
ce qu'elles ont de *commun* et de sensible ou *évident*. Il
y a deux groupes de maladies : celles qui sont avec
resserrement, celles qui sont avec relâchement des
parties, enfin celles dans lesquelles il y a de l'un et
de l'autre de ces états. Ce Système fut rendu plus
facile ensuite, puisque les indications se réduisirent
à changer l'état des pores. Les méthodes étaient in-

ventées dans ce but et les agens extérieurs modifiés de manière à obtenir seulement l'effet de relâchement ou de resserrement ; car il n'y avait point de spécifiques.

La médecine des Méthodistes et celle des Empiriques était la conséquence de la philosophie des Pyrrhoniens et des Sceptiques.

III. Rien ne vous paraîtra plus naturel maintenant que de voir arriver au milieu de ces Doctrines divergentes , au milieu de ces discussions théoriques , des hommes qui , naturellement conciliateurs ou fatigués d'hostilité , ou convaincus enfin de l'insuffisance de chaque système, d'après son application même , ont eu le désir de les rapprocher pour déterminer et choisir ce qui dans chacun d'eux est utile et vrai.

Ces hommes se montrèrent en effet. Ils reçurent les noms de Néo-Platoniciens et d'Éclectiques. A ce moment se montrèrent , dans la vie intellectuelle ou dans le domaine des théories , des tendances en tout semblables à celles qui dirigeaient la vie pratique des nations. L'état des esprits répondait pendant la période que nous examinons à la situation politique des peuples , dont la puissance romaine avait fait une vaste agglomération, une espèce d'Éclectisme politique dont le Panthéon de Rome était le symbole.

Les Éclectiques ou Épisynthétiques désiraient satisfaire également les Méthodistes et les Empiriques , parce que le Scepticisme n'offre pas un point d'appui

et que nous sentons un besoin invincible de coordonner nos idées.

Dans le siècle d'Auguste, commença à se former
une École qui se proposait de fondre ensemble Pythagore, Platon et Aristote. Et les médecins manifestè-
tèrent des dispositions conformes à .celles des philosophes. Toutefois on ne vit pas résulter de leurs efforts
un système nouveau ; ce ne fut qu'un pêle-mêle , un
entassement de matériaux. Dans les tentatives , le
Dogmatisme fut encore tout-puissant ; l'influence de
Platon l'emporta.

Arétée et surtout Galien , dont le maître comptait
au nombre de cette sorte de Spiritualistes , méritent
d'être signalés à la fin de cette époque comme les
représentans de ce premier Éclectisme. Galien résume
la médecine ancienne.

IV. Alexandrie, placée comme intermédiaire entre
l'Orient et l'Occident , ne fut pas seulement l'aboutissant de toutes les théories grecques. Elle fut aussi
le théâtre où celles-ci se rencontrèrent avec les idées
que les Juifs portaient de la Perse , telles que la
distinction du principe du bien et du mal ou des
démons. A ces idées furent combinées celles de Platon ,
mais au profit du spiritualisme. Les Juifs eux-mêmes
se firent remarquer par le goût de la vie contemplative. Avant la naissance de Jésus , on vit se former
à Alexandrie la secte des Esséniens que les Grecs
nommaient *Thérapeutes* ; ils étaient médecins et se
vouaient à l'adoration mystique de Dieu. L'un d'eux

appelle Médecin de toutes les maladies la parole éternelle de Dieu. Le Verbe est l'*idée* par laquelle tout a
été créé ; ce Verbe, le fils de Dieu, habite dans
les saints et leur donne le pouvoir de guérir les
maladies et d'opérer toute sorte de miracles. La secte
des Esséniens vivait dans des monastères. L'interprétation des *mots*, des *lettres* de l'Écriture, qui était sa
principale occupation, devint la science par excellence
et amena à sa suite celle de la *Cabale*, laquelle à son
tour resta intimement associée à la médecine. La
magie fut surtout érigée en science par les Eclectiques d'Alexandrie, qui voulaient unir ensemble les
systèmes philosophiques de la Grèce et les rêves des
Orientaux.

V. Ce rapprochement n'exprimait point alors les
véritables besoins natifs de l'Orient et de l'Occident.
Le moment d'associer le Sensualisme et le Spiritualisme, Aristote et Platon n'était point venu. Ce désir
de combinaison faible et purement instinctif n'était
qu'une indication pour l'avenir.

Sans doute, jusqu'alors l'une et l'autre face de
l'*être*, l'unité et la diversité avaient été observées,
et la subdivision du travail avait été avantageuse aux
intelligences de toute nature ; néanmoins, c'était le
besoin d'ordre qui était le plus pressant.

L'unité posée par Jésus renferme, en les transformant, celle de Platon et de Moïse. En s'avançant
vers l'Occident, l'Humanité s'apprête à accomplir son
développement principalement spirituel.

En Orient, le mouvement suscité par la conception nouvelle sera moins actif et moins sûr : l'unité du Christianisme ne le satisfait pas. Au contraire, Aristote vivra dans les Arabes, et Mahomet en fera pénétrer l'esprit dans la vie politique des nations.

C'est ainsi qu'une nouvelle spécialisation du travail intellectuel, plus complète et plus durable, donnera satisfaction aux deux modes d'activité de la Raison humaine.

Dès à présent, dans la théorie et dans la pratique, nous passons du régime des philosophes à celui de la religion. Tant que la médecine s'est faite en dehors du Temple, elle s'est réduite à des faits purement rationnels et matériels : le sentiment était sans valeur et n'entrait pour rien dans l'Art comme dans la Science. Maintenant le Prêtre va reparaître, et sa puissance religieuse reprendra du pouvoir sur la vie pratique.

CHAPITRE III.

ADOLESCENCE DE LA MÉDECINE; PEUPLES D'OCCIDENT. — PÈRES
DE L'ÉGLISE.

—

1. C'EST, en effet, au milieu des conditions que je viens de signaler comme appartenant à la période qui vient de s'écouler, que Jésus de Galilée fut donné au monde. Il s'adressa à l'Orient comme à l'Occident, et ce fut en Occident surtout que sa parole devint féconde. Là, sa conception sur l'Univers et sur l'Homme fût conforme aux sympathies générales et put devenir la base du Dogme chrétien.

Cette conception consacre une dualité qui accorde la prépondérance à l'*esprit* dans l'Univers et dans l'Homme. Dieu est l'ESPRIT INFINI ; le monde est la *matière* morte, vile, inerte. L'AME est une substance spirituelle qui gouverne le *corps*. L'ESPRIT seul est en DIEU ; l'*esprit* seul est la *vie*.

Cette conception devint le fondement d'un ordre nouveau dans tous les modes de la vie humaine. Suivez-en les conséquences principalement chez les

peuples européens. Là se prépare lentement par elle
une régénération totale.

II. Il fallut d'abord élaborer, enseigner le Dogme.
Les prosélytes du Christianisme avaient été préparés
de loin par les Doctrines d'Alexandrie, par le Platonicisme et la magie.

Les travaux sur le Dogme donnèrent naissance à
une philosophie chrétienne dans laquelle s'introduisit
la philosophie grecque. Les faits rationnels sont liés
aux faits moraux, l'intelligence s'unit à la foi ; et la
Science, de philosophique qu'elle était, tend à devenir
religieuse. Les Pères accueillent, non point les idées
d'Aristote ou d'Épicure, mais celles de Platon.

Peu à peu la Révélation, la foi sont regardées
comme le point de départ de toute connaissance théorique et pratique ; et la raison est subalternisée. Ce
n'est qu'insensiblement que l'on arrive à expliquer
rationnellement les rapports de Dieu au monde, de
l'homme à Dieu ; la notion de Dieu pur esprit et sa
Trinité, la spiritualité de l'Ame, etc. De nombreuses
opinions s'élevèrent sur la création, le gouvernement
du monde par la cause première avec ou sans l'intermédiaire de causes secondaires ou des Anges, sur la
liberté de l'homme et autres questions analogues.

Les savans ou Docteurs chrétiens étaient encore à
demi philosophes, à demi religieux. Les Éclectiques,
et surtout Saint-Augustin, contribuèrent à faire du
Dogme chrétien une véritable science. Augustin asso-

cia le Christianisme et le Néo-Platonicisme ; il acquit une autorité immense , il devint l'Église enseignante.

La direction des esprits n'était donc nullement à l'observation du monde matériel ; les sciences fondées sur les faits de cet ordre ne pouvaient recevoir d'impulsion du principe chrétien. Pour la médecine , avant qu'elle reçut le genre d'influence qu'il était de sa nature de lui faire éprouver , elle vécut de vieux dogmes et de traditions grecques. Malgré cela , la célébrité des ouvrages de Galien ne manqua pas de s'affaiblir ; car l'Église s'efforça de détourner de l'ancienne route de la science ceux qui étaient tentés de la suivre.

Il suffit de comprendre la vie toute spirituelle des Chrétiens , leur manière de voir l'homme *physique* et *moral ,* pour se rendre raison de leur croyance à ce qu'on appelle les miracles et des effets que cette croyance devait avoir. Vous ne sauriez nier l'action des hommes appelés Saints pour le soulagement des maux de l'esprit et même du corps. La faculté de guérir les maladies par *l'apposition des mains* avait commencé dans les Apôtres et s'était transmise selon la foi aux plus anciens de chaque tribu. *L'onction* était nécessaire pour participer aux dons de l'ESPRIT et obtenir la guérison des maladies. Les martyrs, les reliques des Saints exercèrent sur les *croyans* un pouvoir extraordinaire. Les prières , la vie extatique, les exorcismes possèdent une valeur curatrice que personne surtout alors ne contestait. Et dans les circonstances où les moyens matériels ordinaires étaien

12

utiles, le Chrétien associait à leur action l'intervention de Dieu. Les Évêques même employaient dans
le traitement des maladies l'action des sentimens, des
idées, des moyens religieux de toute espèce. Mais ce
furent les moines qui, dans cette phase de la vie humaine, se montrèrent les plus capables d'exercer ce
genre de pratique médicale. Ils furent en développement ce qu'avaient été en germe les Thérapeutes ou
Esséniens.

Le Dogme ou hypothèse des *Génies* s'était mêlé aux
travaux des Pères de l'Église. De sorte que les Chrétiens pensaient que les Démons sont la cause des
maladies, qu'ils ont la faculté de pénétrer les mystères
de la nature et de prédire l'issue de nos maux. L'altération de l'air et les épidémies qui l'accompagnent
ne reconnaissent point d'autre influence ; et la lèpre,
l'épilepsie sont immédiatement produites par les mauvais génies. Cependant Dieu aussi dans sa colère
envoie aux hommes des maladies épidémiques, afin
de les éprouver ou de les punir.

Ainsi le Christianisme travaillait de toutes les manières à détruire les restes du Passé. A l'arrivée des
Barbares, il n'existait point de médecine ancienne.
Transformer les Barbares en leur donnant une éducation chrétienne, voilà quel fut l'unique objet de la
Science pendant long-temps. Les moines exerçaient
la médecine par esprit de charité et comme un devoir
de leur profession ; et la prière, les reliques, l'eau
bénite, les tombeaux des martyrs étaient les ressources
de leur pratique toute spirituelle.

III. Bientôt les disputes théologiques s'éveillent,
et par la préoccupation dans laquelle elles jettent les
esprits, augmentent l'aversion pour les sciences physiques. A l'arrivée de Charlemagne, se dessine clairement le caractère que prendra l'organisation chrétienne. Alors des enseignemens réguliers sont institués:
la Dialectique, l'Astronomie, la Théologie dogmatique sont professées ; la Théologie et les arts libéraux
deviennent les fondemens de l'instruction publique.
Ainsi maintenant le Temple réfléchit de nouveau la
société. Le prêtre est le savant ; il y a une science
générale qui est la théologie. On travaille en commun
et hiérarchiquement. Les théories, qui dans une époque purement philosophique sont distinctes de la
pratique, à présent lui sont intimement liées. Il n'y a
lieu à aucune expérience, à aucune observation qui
puisse affecter le principe ou les conséquences admises. On n'invente pas des hypothèses en dehors de
celles qui sont fixées.

Malgré les défauts inhérens au Système chrétien,
il est incontestable qu'il sert le progrès, bien que
dans un sens différent de l'Antiquité matérialiste. La
science repose sur des faits métaphysiques : ainsi le
veut le Dogme. Dieu et l'Ame, voilà les objets
d'étude, le dogme a fixé le sens de ces mots. Les
savans qui de nos jours sont absorbés dans la contem-
plation de la *matière*, alors en détournaient leurs
regards pour examiner les phénomènes de l'*esprit*
qui était la vie. Les passions de l'homme, son intelligence furent un vaste champ d'investigations dans

lequel on se dirigeait par la conception fondamentale.

La médecine avec le cortège matériel qu'alors elle pouvait avoir, ne fut pas introduite dès le premier abord dans l'enseignement régulier ; comme telle, elle ne devait point espérer de considération, ni avoir une existence propre reconnue. Néanmoins elle prit rang ensuite sous le nom de Physique. Les Ecclésiastiques ne la pratiquaient pas , ils ne touchaient que des questions spéculatives ; car médecins , chirurgiens , baigneurs étaient confondus. Beaucoup d'Ecclésiastiques pourtant se firent connaître par leurs cures. Mais, il faut le dire, jusqu'au onzième siècle les Moines du mont Cassin et l'école de Salerne employèrent les méthodes mystiques ; et à peine s'ils mêlaient à leur science quelques débris de médecine païenne , restes de notions anciennes qui ne pouvaient se trouver que chez les Ecclésiastiques. Le Christianisme ne devait rien inspirer de neuf dans la médecine , considérée comme science d'observation ; et même , de ce côté , l'Église qui flétrissait la matière était obligée de se tenir sur ses gardes. La médecine , considérée sous ce point de vue, n'eut quelque importance en Europe, et particulièrement en Italie , que lorsque l'Occident se fut mis en contact avec l'Orient , que lorsque les Européens et les Arabes furent entrés en relation , c'est-à-dire, à dater du jour où les livres des médecins grecs et arabes furent traduits. Les changemens qui en furent la conséquence se firent sentir dès le onzième siècle d'une manière lente mais progressive ; car l'organisation de la société catholique se maintint long-temps vigoureuse, se défendit avec énergie et persévérance contre les tentatives capables d'altérer le principe fondamental qui en était la vie.

Jetons un coup-d'œil rapide sur le mouvement intellectuel que l'espèce humaine exécutait chez les Arabes, pendant que la conception chrétienne régnait dans l'Occident.

CHAPITRE IV.

—

ARTICLE PREMIER.

Mouvement scientifique de l'Orient. — Arabes. — Avicenne.

I. Les études scientifiques anciennes se conservè-
rent plus long-temps dans l'empire grec qu'en Europe;
et il est à remarquer qu'en Orient l'on donna plus
d'attention à Aristote qu'aux spiritualistes. On traduisit
des fragmens des ouvrages de ce philosophe en langue
syriaque, on fit des extraits des auteurs grecs en général, et l'on s'attacha à faire des commentaires à Aristote. L'étude de sa philosophie se continua même à
côté de celle de la théologie chrétienne jusqu'à la
chute de l'empire grec.

Le Christianisme ne trouva pas en Orient des conditions de développement. Les intelligences y étaient
mieux disposées en faveur du matérialisme. Aussi la
Religion à la fois sensualiste et rationnelle de Mahomet
eut-elle puissance de rallier un grand nombre de

peuples sous sa bannière. A cette occasion, les Arabes
se mirent en contact avec les Syriens, les Juifs et les
Grecs. Et le voisinage d'Alexandrie permit aux doctrines philosophiques et médicales de se faire jour par
cette voie. Les Mahométans eurent besoin de recourir
à l'art des médecins et des astrologues, et ce fut alors
qu'ils recueillirent d'eux aussi quelques notions de la
science qui plus tard devint la Chimie.

Les Nestoriens rejetés de l'Église chrétienne élevèrent en Orient des écoles dans lesquelles les sectateurs
de Mahomet vinrent s'instruire. Un enseignement
médical fut créé par eux, et dans le septième siècle
les Arabes possédèrent dans leur langue un grand
nombre d'ouvrages de médecine et notamment Aristote. Il se manifesta parmi eux un grand désir d'acquérir des connaissances, que les Califes s'efforcèrent
de satisfaire par toute sorte de moyens. Ils fondèrent,
par exemple, un collége de médecins à Bagdad; ils
établirent des hôpitaux, des pharmacies. Les alchi-
mistes médecins parurent, ils s'exercèrent aux préparations médicamenteuses et introduisirent dans la
pratique plusieurs compositions jusques là inconnues.
Enfin les Arabes allièrent aussi à l'étude d'Aristote
qui pour eux était la première autorité scientifique,
les recherches mathématiques et les observations
d'Histoire naturelle.

En Espagne, depuis le huitième jusqu'au dixième
siècle, se manifesta aussi une grande émulation intellectuelle. Les Chrétiens de l'Occident se rendaient
aux écoles des Sarrasins et en visitaient les biblio-

thèques ; les savans étaient nombreux et honorés dans tous les pays qui étaient sous la domination des Califes. On les vit interpréter les textes d'Aristote dans l'intention de les faire servir à l'exposition et à la défense du Coran, et faire à l'égard de ce philosophe ce que les Chrétiens avaient fait de Platon. Il se forma une sorte d'Idéalistes à côté des Péripatéticiens, et ceux-ci en les combattant expliquaient matériellement l'origine du monde. Mais ce furent surtout l'Astrologie et l'Alchimie que les Arabes cultivèrent avec ardeur. Avicenne et plusieurs autres médecins arabes célèbres offrent ce double caractère, d'avoir été des partisans serviles d'Aristote et de s'adonner à l'Alchimie. Du reste, dans la théorie comme dans la pratique de la médecine, les Arabes imitèrent les Grecs. Toutefois, il est digne de remarque qu'Avicenne commence par décrire anatomiquement la partie affectée avant de s'expliquer sur la maladie dont elle est atteinte ; qu'il traite séparément des maladies générales et des maladies locales ; au fond, il est vrai, il suivait les principes d'Hippocrate et de Galien qui étaient oubliés en Occident, et qui de nouveau commencèrent à régner dans la partie occidentale de l'Europe. Voilà ce que fut la science médicale chez les Arabes. La chirurgie prit quelque faveur aussi ; des maladies nouvelles furent observées, et le goût décidé qu'inspira la Chimie contribua puissamment à éclairer la matière médicale.

ARTICLE DEUXIÈME.

Réaction matérialiste en Occident. — Arabistes.

II. L'École de Salerne fut la première qui dans le onzième siècle entreprit l'étude des médecins Grecs et Arabes. Les Occidentaux faisaient en Espagne des voyages fréquens ; ils traduisirent les livres Arabes , et se mirent à cultiver la chimie et la physique. Les Croisades furent aussi pour Salerne une source de célébrité. Et peu à peu cette école en vint à organiser régulièrement la réception de ses Docteurs , à fixer ses auteurs classiques, qui furent Hippocrate, Galien, Aristote, Avicenne. L'anatomie humaine ne figurait pas encore dans ses enseignemens.

Les ouvrages des Arabes réagirent en Europe avec une force croissante , quoiqu'on ne cessât pas d'allier les idées qu'on y puisait avec les dogmes du Spiritualisme chrétien. Car malgré ce mélange , on en vint à trouver dangereux d'enseigner avec des livres dans lesquels on aperçut des principes hérétiques. Aussi le catholicisme réprouva la physique d'Aristote, et persécuta ceux qui l'apprenaient.

Un événement mémorable pour la Science , rendit évidentes les premières conséquences du mouvement de réaction qui se faisait dans les esprits. Je veux parler de la querelle des *Réalistes* et des *Nominaux*. Les moines qui cultivaient la physique , se formèrent déjà comme en deux partis dont l'un voulait, plus que l'autre, l'appui de l'observation et de l'expérience.

Ainsi les temps approchent où l'éducation des hommes en Occident, va subir une modification profonde, où l'insuffisance de la Science chrétienne sera nettement sentie. Les ouvrages des médecins Arabes causaient déjà une grande rumeur dans les monastères. Les moines avaient un goût prononcé pour l'astronomie, l'alchimie, la physique, mais c'est à la physique de Platon qu'ils se prenaient encore ; car ils ne savaient pas appliquer les principes d'Aristote.

Cependant l'École de Montpellier d'abord, et celle de Paris ensuite furent fondées. Les professeurs de médecine étaient clercs et ne pouvaient se marier. Ils étaient soumis à l'Église ; les Arabes étaient leurs classiques et l'on ne citait pas fréquemment Hippocrate et Galien. Bien que l'astrologie continuât à faire une des bases de la pratique, la Science des indications pratiques avançait et la chirurgie commençait à poindre dans le champ de la médecine.

III. Arrive Roger Bacon qui appelle hautement ses contemporains à l'étude des Sciences naturelles. Il secoue vigoureusement la raison humaine et la pousse dans la voie où, d'elle-même, elle était disposée à marcher. Son génie était celui de la philosophie expérimentale : il était physicien et mathématicien. L'Église qui s'aperçut du danger qui la menaçait, réprima les tentatives de Roger Bacon ; car l'Église dominait sans obstacle et dirigeait encore les travaux de l'esprit. Néanmoins elle sentait déjà le besoin d'exercer un commencement de censure ; car , de temps en temps , des opinions individuelles tendaient à se faire jour.

Le principe chrétien qui n'avait pas eu positivement son application spéciale dans la Science de l'homme , y fut introduit à cette époque , vaguement à la vérité , mais d'une manière rationnelle et qui mérite d'être signalée. Thomas d'Aquin émit cette conception générale de physiologie , savoir : que les *forces* primitives du corps ou *qualités occultes ,* sont indépendantes de l'organisation ; que l'ame gouverne le corps activement et sans intermédiaire. Il distingue dans les sensations , les changemens spirituels des changemens matériels. Thomas d'Aquin est donc manifestement l'antécédent de Stalh qui édifia plus tard la Science médicale correspondante à cette conception.

La médecine était toujours entravée par les subtilités métaphysiques , et elle n'était considérée que comme une branche de la Scholastique. De nouveaux efforts d'affranchissement sont nécessaires pour la dégager de ce système : ils vont être entrepris. En effet , des esprits audacieux soutiennent que la volonté est libre et attaquent l'infaillibilité du Pape. La raison est en lutte avec la foi. Déjà les prêtres , avec leur pratique religieuse , ont moins de crédit. On dissèque des cadavres humains. L'alchimie ou la chimie , sous le nom de Médecine universelle , éveille des idées neuves et fécondes ; la matière médicale s'enrichit de

beaucoup d'acquisitions. Et les querelles commencent
entre le Collége de chirurgie et la Faculté de Paris.

Il est évident que de tout côté, dans les branches
de la Science, la *matière* essaie de se faire jour par une
réaction vive. L'intelligence veut se développer aussi
par sa face matérielle. Un grand mouvement s'établit
lors de la dispute qui se réveille entre le Spiritualisme
de l'Église et le Matérialisme naissant, dispute qui
est la continuation de celle qui avait divisé les *Réalistes*
et les *Nominaux*. Si l'autorité n'est point ébranlée,
au moins le discrédit frappe la forme théologique.

On peut prévoir que la Religion et la Philosophie
ne tarderont pas à se séparer violemment, et que la
critique violente du système théologique va s'ouvrir.

IV. En effet, Luther a levé l'étendard du libre examen; et la prise de Constantinople amène dans l'Occident les Arts classiques et la philosophie grecque, qui,
dès ce moment, est puisée directement à sa source. Les
savans sont dans une sorte d'énivrement; l'autorité d'A-
ristote et de Platon est acceptée, mais le fond des doctrines du premier, ne peut s'accommoder avec le dogme
ou le principe chrétien, qui repousse et flétrit l'élément matériel. On comprend enfin l'insuffisance de ce
principe même qui absorbe, au profit de l'*unité*, la
diversité de l'être. La diversité doit avoir son tour
dans les recherches scientifiques.

D'abord la critique s'arme des faits tirés de l'observation du monde physique, pour porter ses coups à la

théologie. Copernic, Galilée vont renverser l'ancien
Système du monde, et les anatomistes fouilleront
avec ardeur dans l'organisation de l'homme, pour
enrichir la médecine d'une foule de connaissances
matérielles.

Alors devait avoir lieu aussi la restauration de la
médecine grecque. Mais si Hippocrate et Galien furent
médités, approfondis, commentés, imités ; ce ne fut
plus d'une manière servile : leurs idées étaient adoptées
après un examen judicieux. On marche appuyé seulement sur les anciens, car la tendance est de pénétrer
chaque jour plus avant dans le monde sensible. Vous
voyez en effet les médecins, dans l'étude d'Hippocrate,
s'intéresser de préférence aux faits d'observation et
aux préceptes qui y conduisent. Des épidémies nombreuses éclatèrent et donnèrent occasion d'appliquer
les nouvelles tendances intellectuelles. D'autre part,
l'anatomie régénérée poussait la science de l'Homme
au-delà des limites où l'avaient laissée la physiologie
et l'anatomie de Galien. Des ouvertures de cadavres
commençaient à dissiper une foule d'erreurs accré-
ditées par la médecine ancienne. La crédulité était
grande encore, sans doute ; pourtant on entrait dans
des réfutations profitables à la raison et l'on accumulait
les faits de détail et les recherches particulières. Ainsi,
bien qu'embarrassée par des subtilités et des distinctions scholastiques, la séméiotique, par exemple, fit
de notables progrès ; insensiblement on prit des forces
pour marcher dans la voie qui s'ouvrait. Une fois que
le Passé ne fournit point un aliment suffisant à l'esprit,

on s'essaya à penser par soi-même. Or, ce fut surtout Paracelse qui osa porter une main ferme sur les fondemens de la vieille médecine , et , comme un autre Luther , réalisa une véritable réforme en touchant aux principes mêmes.

CHAPITRE V.

———

SPÉCIALISATIONS SUCCESSIVES DES DEUX SYSTÈMES.

—

ARTICLE PREMIER.

Contact des deux principes. — Révolution vers un Matérialisme
nouveau. — Paracelse et Vanhelmont.

I. Nous venons de voir la famille humaine reprendre, pendant cette première phase de son adolescence,
les sujets d'étude qu'au début de la vie elle avait déjà
embrassés. Mais elle les a mieux approfondis, de cela
seul qu'elle a rapporté les faits à deux conceptions
tranchées. En faisant deux réalités des deux faces de
l'être, elle se prépare à acquérir la force intellectuelle
nécessaire pour saisir sans abstraction, ou en les liant
ensemble, les deux aspects de la vie : l'ensemble et
les détails, l'unité et la diversité. Or, elle a besoin
encore de coupes multipliées, pour arriver à une
observation plus complète de la diversité, et pour
devenir apte à saisir en même temps une unité plus
large.

Pendant la période qui va suivre , vous apercevez toujours, et plus clairement que jamais , la croyance aux deux élémens l'*esprit* et la *matière* , et l'attachement aux deux Systèmes , l'un principalement spiritualiste , l'autre principalement matérialiste. Ces Systèmes se trouveront mêlés , rapprochés dans la même tête, ou isolés dans des têtes différentes , comme deux ordres d'idées hostiles , comme deux doctrines qui coordonnent, l'une des faits non matériels , l'autre des faits physiques et chimiques. Cela aura constamment cet avantage , que l'importance de l'aspect matériel de l'être , et même l'aspect non matériel ressortira mieux.

Vous verrez à présent arriver l'application du principe chrétien dans la Science médicale , pendant que la réaction relèvera puissamment l'élément physique de l'être que ce principe avait abaissé. Enfin l'épuisement des forces de l'un et de l'autre des principes exclusifs qui président aux deux ordres de travaux, se fera sentir , et deviendra l'indice d'une rénovation scientifique qui ferme l'antagonisme et ouvre l'association. Ce résultat sera dû à la conception qui établira que tout fait est à la fois matériel et non matériel, c'est-à-dire , de sens et d'intelligence.

II. Paracelse vient et jette un regard de mépris sur la médecine grecque, arabe et alchimique. Hippocrate , Galien , Avicenne surtout , sont l'objet de sa critique , il appelle Humoristes ceux qui en sont les partisans. Quant à lui, de même que sa philoso-

phie générale est un mélange de croyance chrétienne
et d'incrédulité , de même ses idées de physiologie
sont un assemblage d'astrologie , de chiromancie ,
de cabale et de médecine proprement dite. Voilà
le chaos au milieu duquel Paracelse s'agite et se débat
et du sein duquel pourtant il fait jaillir la lumière. Il
jette la défaveur sur la première branche de l'alchimie ,
celle qui avait pour objet la transmutation des métaux
en or ; néanmoins il épuise lui-même la source des
absurdités de l'alchimie , prépare la célébrité de celle
qui s'arrogeait le titre de médecine universelle , qui
devait être plus tard la science de la Chimie ; et , sur
les débris d'Avicenne et de Galien , il élève sa propre
autorité. Elle fut reconnue avec enthousiasme par
une foule d'adeptes , au nombre desquels il faut compter les médecins qui en Allemagne , au dix-septième
siècle , portèrent le nom de Rose-Croix.

L'Homme résume l'Univers , disait Paracelse. Il est
la terre , l'eau , l'air , les végétaux , les minéraux ,
les vents , les astres. Et chaque organe est le repré-
sentant d'une constellation céleste.

Toutes les choses créées viennent d'une seule matière , qui est le grand mystère , comme l'enfant naît
de sa mère.

De ce mystère proviennent la substance , la forme,
l'essence. De lui sont sorties , les semences des animaux , des végétaux , des minéraux , qui étaient en lui
comme dans les ténèbres. Elles en sont sorties par
voie de génération. Les semences portent avec elles
une vertu céleste que Paracelse désigne sous le nom

d'*Archée*, principe d'action qui les pousse à se développer et qui est le véritable architecte des êtres.

Les quatre élémens ne méritent pas le titre d'élémens;
car ils ne sont que des corps morts doués de qualités
passives. En effet, dans chacun d'eux se trouvent
trois principes, le sel, le soufre et le mercure, qui
sont également dans tous les corps naturels et qui ont
une puissance de beaucoup supérieure à la leur. Outre
les trois principes et les quatre élémens, Paracelse admet une matière céleste, dégagée de toute impureté et
de toute mortalité; c'est la *pierre philosophale*, la *quin-
tessence*, la *fleur*, le *remède universel* qui a connaissance de l'effet curateur qu'il détermine.

Sur l'Homme en particulier, Paracelse a des idées qui,
malgré le langage bizarre dont il les enveloppe, sont
faites pour frapper vivement l'attention. Ainsi le mot
anatomie a pour lui un sens très-étendu : il y a une
anatomie ordinaire, une anatomie chimique, chiro-
mancique et physionomique; enfin une anatomie
médicale, ou du corps composé autrement qu'il ne
doit l'être.

Chaque maladie tire son origine d'une semence
particulière et *a son remède approprié*. Il y a deux
genres d'affections morbides : celles qui dépendent
des causes matérielles naturelles, et celles qui dépendent de la corruption de quelque chose. Il distingue
aussi les causes des maladies en générales et particulières. Les premières sont Dieu, les astres du ciel et
les astres de l'Homme, des vices de nature, l'imagination, l'action d'autrui qui réalise des maléfices et

des enchantemens, enfin les venins et les poisons.

Les causes particulières sont le soufre, le mercure, le sel, et non les humeurs et leurs qualités ; car si une maladie est *chaude* ou *froide*, c'est parce qu'il y a une cause à ce genre d'effet : le but est d'enlever la cause.

Et Paracelse s'explique ensuite la production des maladies par le soufre, le mercure ou le sel.

Il distingue plusieurs espèces de pouls, il se livre à un examen détaillé des urines.

Il s'applique enfin à l'observation des marques ou signes de toute espèce qu'offrent les végétaux, parce que, à son avis, ils sont la *signature des choses* ou l'indication des qualités curatives qu'elles possèdent. Les minéraux sont la source thérapeutique la plus féconde de Paracelse et de ses partisans, qui, du reste, attachent la plus grande importance à la préparation chimique. En cela ils font innovation ; car avant eux les médecins employaient les moyens de cet ordre presque exclusivement à l'extérieur. Paracelse avait aussi de l'habileté en chirurgie, mais il pensait en même temps qu'on peut guérir certaines maladies par des paroles, des caractères symboliques, la magie.

III. Vanhelmont continue Paracelse avec progrès, et ce qu'il y a de remarquable dans l'époque dont nous cherchons à préciser le caractère scientifique, c'est que chez ceux-là même qui, au premier abord, semblent dans l'étude de l'Homme l'expression la plus

directe du principe spiritualiste, l'élément matériel se
fait jour.

Vanhelmont nous offre d'un côté la forme du Spiritualisme médical la plus voisine du Moyen âge
et constituée en corps de science ; de l'autre, existe
en lui le germe du principe matérialiste qui fait réaction, comme il le dirait lui-même, à la manière d'un
ferment. Vanhelmont est donc le moyen âge réalisé
médicalement. Il est le patron des Vitalistes ; mais il
est alchimiste en même temps, et par conséquent
l'Organicisme médical moderne relève aussi de lui.

Voyez en effet marcher en lui de front les deux
Doctrines antagonistes, qui ensuite se séparent et
vont en se spécialisant jusqu'à nous.

Vanhelmont admit dans l'Homme l'existence d'un
être indépendant des élémens matériels qui le composent, ayant une nature plus substantielle que les
autres substances spirituelles. Ce principe est la cause
des fonctions, il l'appelle *Archée* et lui donne pour
siège l'estomac. Cette cause agit dans les organes par
l'intermédiaire de principes actifs qui sont des *fermens*,
lesquels spécifient les modes d'agir des parties. L'influence la plus directe de l'*Archée* se fait sentir dans
la digestion. Vanhelmont établit que dans l'estomac
sont produits des acides, dans le duodénum des sels.
L'estomac a une influence très-grande sur tout le
système. Vanhelmont reconnaît dans l'économie des
actions de département qui sont la transmission à
distance des manières d'être et d'agir des parties.
Ceux-ci ont chacun leur sphère d'activité, et même

un point de cette sphère d'activité peut recevoir l'influence de l'organe central sans que les points intermédiaires en soient avertis.

Ce Médecin fit connaître le pouvoir du *Système épigastrique*, en indiquant l'action puissante de l'estomac sur toutes les parties, et l'effet de la digestion sur leurs fonctions respectives, en supposant que le diaphragme, moyen de communication entre l'abdomen et le thorax, devient un centre d'action par le voisinage dans lequel il se trouve de viscères très-importans. Il a donné beaucoup de développement à l'observation de l'influence des principaux organes sur le reste de l'économie. Enfin il a prouvé aussi l'existence des mouvemens intimes ou toniques dans les viscères ou les membranes, par l'effet de contractions spasmodiques, constriction mortelle dans plusieurs affections.

IV. Dans les maladies, c'est l'Archée qui opère les actes vitaux : les causes extérieures décident en lui des états particuliers tels que la colère, la souffrance, la frayeur ; elles impriment un cachet spécifique qui est comme l'affection toute entière : *idées morbides* de l'archée, expression qui renferme la notion du *mode d'être et d'agir* et de la *forme ou manifestation*. Les maladies locales sont des *erreurs* du principe actif qui, dans un moment de rage, envoie dans un organe des acides âcres qui décident l'inflammation ; ou la cause extérieure commence à agir, ou c'est l'irritation propre qui devient l'épine qui attire le sang. L'Archée,

incommodé par la présence d'un sang âcre ou par la
pléthore , produit l'hémorrhagie ; les maladies sont
presque toutes générales et siègent dans l'Archée qui ,
indécis dans les prodrômes , manifeste ensuite son
pouvoir. Toutes les fièvres ont leur source dans le
duumvirat , l'estomac et la rate , parties immédiatement en rapport avec la cause active.

V. Tel est le Vitalisme *substantiel* : l'unité , l'activité , les faits non matériels y sont fortement en relief.
L'aspect anatomique de l'homme , qui commence à
être l'objet d'utiles recherches , ici est mal apprécié ;
il n'est compris chez Vanhelmont que dans ses rapports
avec l'alchimie. L'Archée tire tout de la matière à
l'aide du *ferment*. L'eau est le vrai principe de ce
qui existe , et l'eau a donné naissance à la terre
élémentaire , ainsi qu'aux prétendus principes chimiques de Paracelse , le sel , le soufre , le mercure.
Le ferment n'est point une substance , ni un résultat.
Il préexiste à la semence qui est développée par lui
et qui retient de lui un second ferment.

L'alliance de l'Alchimie et du Spiritualisme médical paraissent surtout dans Vanhelmont , lorsqu'il
étudie les fonctions digestives.

Outre cela , il découvrit les parties constitutives de
l'atmosphère , fit une théorie sur les calculs urinaires ,
embrassa la défense du *remède universel* et recom-
manda certaines préparations minérales dans la
pratique.

De cette manière il fut utile au progrès des deux

Systèmes, qui sont en lui comme deux réalités entre-mêlées.

VI. Cependant des recherches nombreuses amoncelaient de part et d'autre les faits anatomiques nouvellement acquis. Vésale avait paru ; Ambroise Paré faisait fleurir la chirurgie, et l'art des accouchemens venait de naître. Enfin nous touchons au moment où Harvey démontrera la circulation du sang.

Après Vanhelmont, les deux Systèmes scientifiques ne marchèrent point d'un pas égal ; l'élément qui fait réaction au Moyen âge a le plus de puissance ascendante.

Le Système matérialiste s'offre le premier. Il prend pour sujet d'observation la *composition* et la *forme* de l'être humain. Mais ces deux modes matériels de la vie vont être pris pour deux états distincts, et par là même pourront devenir l'objet d'observations plus complètes. Nous allons donc suivre le Système matérialiste dans son déroulement, c'est-à-dire, premièrement au point de vue *chimique*, et en second lieu au point de vue *physique*. Voici comment la science médicale prit le caractère de la Chimie et de la Physique naissantes.

ARTICLE DEUXIÈME.

Première forme régulière du Matérialisme médical ; le Chimisme. — Sylvius de le Boë.

VII. Bacon et Descartes avaient paru. La Religion

chrétienne n'est pour eux qu'une Théorie scientifique
générale qui est devenue insuffisante. Le premier
s'attache à déconsidérer la Théologie, et indique le
moyen de faire des découvertes ; il a de la prédilec-
tion pour l'observation du Monde extérieur. Il exalte
l'utilité de l'analyse et de l'*a posteriori*. Et c'était dans
les besoins de l'époque, puisque la théorie de laquelle on sortait était Spiritualiste et synthétique.

Descartes voulut davantage. Il crut que les travaux des Arabes et des Physiciens qui les continuaient
en Europe étaient assez nombreux pour réorganiser
la science ; il l'essaya et embrassa l'étude des corps
vivans et des corps morts. C'était prématuré ; il
servit mieux le progrès par la force de sa critique et
les routes qu'il ouvrit dans les études physiques.

Le principe en faveur, qui était le Dogme fondamental de la Doctrine d'Aristote, savoir : que l'Homme
ne doit croire que les choses avouées par la raison et
confirmées par l'expérience, a servi plutôt à démolir,
à recueillir des matériaux qu'à organiser. Déjà s'est
effectuée la séparation des Sciences sacrées et pro-
fanes.

La partie chimique du Système de Descartes fut la
première à prendre de l'extension. L'ame est la cause
prochaine des mouvemens du corps et des changemens qu'il subit ; mais ceux-ci ont leur cause prochaine dans des conditions de *forme* et de *mélange*.
Désormais la Médecine doit être une branche des
sciences physiques. Les Savans qui s'engagent dans
cette voie s'adonnent à l'étude du mécanisme et de la

structure des parties. On cherche les rapports qu'il y a entre les changemens , les qualités des humeurs et leur composition.

VIII. Le Chimisme préparé de loin , ainsi que nous l'avons fait apercevoir , et surtout en dernier lieu par Vanhelmont , se sent assez fort à présent pour se constituer en Doctrine médicale.

Le corps vivant est pour les novateurs une masse d'humeurs en fermentation , en distillation , en effervescence , en précipitation ; ils distinguent divers degrés dans ces opérations , sans avoir égard à l'action que les solides peuvent exercer. Les solides ne sont que les appareils où s'exécutent , comme dans nos laboratoires , les opérations de la Chimie ordinaire. Cependant les connaissances que l'on possède sur les corps en général sont très-bornées , et celles qu'on a sur nos humeurs le sont bien davantage. A peine on a déterminé quelques-uns de leurs principes , et lorsqu'on se livrera plus tard à une analyse un peu précise , on sera surpris de la nouveauté des résultats.

Les Chimistes y parlent de l'existence de *fermens volatils* , qui sont les esprits animaux , et de *fermens fixes* , qui sont des acides et des alcalis. Ils admettent en outre , d'après Descartes , l'existence d'une matière subtile qu'ils supposent produire la fluidité des humeurs par le mouvement circulaire qu'elle exécute. Et , dans tous les cas , les formes de ces élémens sont d'une grande importance ; car elles fournissent l'explication des phénomènes.

La Digestion est une fermentation qui s'opère sous l'influence de la salive, du suc pancréatique et de la bile ; parce que le suc pancréatique renferme un acide et la bile un alcali : il s'ensuit un dégagement de gaz, ce qui contribue aussi à la formation du chyle. Ce produit est l'esprit volatil des alimens auquel sont associés une huile volatile et un alcali que neutralise un acide affaibli. Après s'être perfectionné dans la rate, le chyle passe dans le sang. La formation et le mouvement dépendent de l'effervescence du sel volatil huileux de la bile et de l'acide dans la lymphe, car le sang est l'aboutissant de toutes les humeurs : elles s'y mêlent ou s'en séparent sans que les solides prennent part à ces effets. De la réaction des principes de la bile et de la lymphe naît la chaleur vitale qui maintient la fluidité nécessaire à la circulation. A l'uniformité de la composition du sang répond celle de la chaleur. Enfin le sang se perfectionne par l'addition d'une certaine quantité d'esprits vitaux.

Quoique partisans de la fermentation acide de l'estomac, quelques-uns attachaient un plus grand pouvoir au soufre des alimens, qu'ils disaient nécessaire à la formation du chyle par sa combinaison avec le ferment acide. Le chyle entrant dans le sang y trouve le sel ; le sel et le soufre prennent feu ensemble et dégagent la flamme vitale. Ils pensaient que le contact a lieu surtout dans le cœur, et qu'il y a explosion et fermentation continuelles dans tout le système vasculaire, par le rapprochement des particules salino-sulfureuses du sang avec les esprits vitaux et la partie

nitreuse de l'air introduit par la respiration. Ce principe de l'air est un ferment composé d'esprit nitreux
et d'ammoniaque, qui accroît l'élasticité du sang et
favorise la fermentation vitale. Le sang se compose
de *Phlegme* ou liquide aqueux de sel et de soufre,
d'un alcali fixe et d'un acide. Selon quelques chimistes, on y remarque surtout trois espèces de sel,
l'un *âcre alcalin*, qui dissout le sang; l'autre *âcre acide* qui l'épaissit : le troisième était un sel neutre.

Ceux qui s'élevaient aux *premiers élémens*, les
atômes et la *matière subtile*, disaient qu'ils pénétraient
les corps sous la forme d'un fluide éthéré et qu'ils en-
tretenaient par un mouvement circulaire continu la
fluidité des humeurs, leur fermentation et la chaleur
vitale qui en dépend ; ils pensaient que la chaleur ne
vient pas du mouvement des particules visibles du
sang, mais du mouvement intérieur des plus petits
atômes.

Telle était l'expression la plus abstraite, la plus
générale de la vie.

Les mouvemens des muscles s'expliquent par l'effervescence des esprits animaux qui circulent en eux.
Ces esprits sont azotés, car il y a passage d'azote
atmosphérique dans le sang. Et ces esprits vitaux
eux-mêmes sont des fermens volatils analogues à l'esprit
de vin, produits par la sécrétion de l'encéphale, d'où
ils se répandent par les nerfs dans les organes qu'ils
rendent sensibles. Selon quelques chimistes, ils étaient
élaborés par la glande pinéale et composés de soufre
et d'alcali volatil. Les esprits vont aussi dans les

glandes , s'ajoutent à l'acide du sang qui y circule et par ce rapprochement donnent naissance à la lymphe.

Le lait se forme dans les mamelles par l'addition d'un fluide très-doux qui fait prendre une teinte blanche à l'humeur rouge du sang.

IX. C'est de cette époque que datent dans la pathologie les *âcretés acides* , les *âcretés alcalines* et leurs variétés. Les Médecins qui aimaient à simplifier les recherches n'érigeaient en cause générale que les acides , et dérivaient l'universalité des maladies de l'épaississement des humeurs : les *alcalis* étaient choisis pour combattre par l'effet nécessaire qu'ils ont de dissoudre et d'atténuer. Il y en avait de plus exclusifs que les autres qui voulaient tout faire dériver de l'épaississement de la lymphe seule par l'âcreté acide.

Les Chimistes négligeaient complètement les causes intérieures des âcretés , mais ils assignaient les causes extérieures qui , par exemple , rendent la bile acide ou alcaline. Acide , elle engendre des obstructions ; alcaline , elle est la source des fièvres aiguës. Le mélange vicieux de la bile avec le sang fait l'ictère.

Beaucoup de maladies , l'épilepsie en particulier , dépendent de l'effervescence vicieuse de la bile avec le suc pancréatique. Mais l'âcreté acide du suc pancréatique seul , en produisant l'obstruction des canaux de la glande qui le sécrète , cause tantôt la fièvre intermittente , tantôt la goutte. Cette même cause avec l'âcreté de la lymphe, placées sur les nerfs, décident les spasmes et les convulsions.

L'hydropisie, la gale, la petite vérole supposent des âcretés acides de la lymphe qui crée la matière purulente des pustules. La suppuration en général tient à l'acide coagulant de l'humeur lymphatique.

On admettait plus communément l'action des *âcres acides*, et peu de maladies étaient rapportées aux *acides alcalins et salins*.

Les fièvres malignes, par exemple, étaient attribuées aux sels volatils surabondans et à une trop grande ténuité du sang.

Les maladies nerveuses sont attribuées aux esprits vitaux trop aqueux ou dans une trop grande effervescence, par suite de l'action sur eux des vapeurs acides ou alcalines.

Les partisans de l'esprit salin et du soufre, qui regardaient plus que les autres le sang comme étant exposé à la fermentation, rattachaient les maladies aux vices de ferment, mais ils cherchaient en même temps des causes dans la forme et la grosseur des molécules premières des humeurs et dans la disposition des pores. C'est sur ce fondement qu'ils établissaient leur théorie des fièvres.

Il y en avait qui les caractérisaient en disant qu'ordinairement c'est l'acide du chyle ou le manque d'esprit dans le sang qui provoque cet état morbide. Les fièvres sont donc ou sanguines ou chyleuses. Le manque d'esprits vitaux résulte des alimens ou de l'air. Un chyle acide opprime l'action des esprits

vitaux , et plus il est âcre ou impur , plus aussi la
fièvre affecte un type continu. Ceux-là ne croyaient
point que la bile et le soufre jouassent un grand rôle
dans les affections morbides : la bile comme substance amère leur paraissait s'opposer plus fréquemment à la fermentation que la favoriser.

Enfin, s'il y avait des chimistes qui s'en rapportaient ordinairement à l'épaississement des humeurs,
il y en avait d'autres qui accusaient de préférence la
dissolution.

X. Beaucoup de Médecins cherchèrent les rapports
de cette Doctrine avec le Galénisme pour les combiner
et les approprier , autant que possible , aux besoins
de la Pratique. Du reste , tous les partis reconnaissaient
pour principes fondamentaux la *composition* des humeurs , la *forme* des molécules qui les composent et
des pores qui leur livrent passage. La Physique et
surtout la Chimie intervenaient dans toutes les explications pour donner une signification aux faits.

Cependant les progrès de la Chimie , des expériences mieux conçues , venaient infirmer la validité des
théories admises. On commençait à parler du danger
des applications trop absolues de la Chimie à la Médecine. On avouait même qu'il serait préférable dans
l'étude des maladies de s'en tenir à expliquer les phénomènes par la simple prédominance des acides
et des alcalis , sans remonter aux premiers élémens
de Descartes , et ainsi on s'éloignait peu à peu des

principes primitifs, en se rapprochant des explications tirées de la Physique nouvelle.

Bientôt des critiques s'élevèrent contre le ferment gastrique, contre le ferment auxiliaire des sécrétions, contre l'existence du gaz nitreux circulant dans le sang. Les attaques étaient fortes et faisaient crouler le Système chimique. Mais un grand avantage en résulta : on examinait de plus près les questions de la Physiologie et de la Pathologie. Du reste, tout ce qu'on entreprenait pour établir d'autres principes généraux tournait au profit de la Physique, dont les efforts naissans annonçaient la domination prochaine.

XI. Le Matérialisme médical offre dès le début son véritable caractère : il consacre la *passivité* de l'être humain. Il confond la Médecine avec la Science des corps inférieurs ; son langage est celui de la Chimie et de la Physique pure. Enfin, il limite l'observation aux conditions palpables de l'Homme, ou mieux, aux parties liquides presque exclusivement.

Des hypothèses nombreuses, inventées pour expliquer l'action des principes qui composent les humeurs et la production des phénomènes physiologiques et pathologiques, dériva une pratique semée d'erreurs et le plus souvent en opposition avec l'expérience. Mais il est curieux d'observer comment chez les bons médecins la Théorie était distincte de la Pratique. Ils sacrifiaient au goût dominant, quand ils raisonnaient sur les faits ; mais, au lit du malade, ils devenaient presque Empiriques, et observaient scrupuleusement les efforts de la Nature. Tels se montrèrent Sydenham, Ramazzini, qui, bien que partisans des fermentations, des ébullitions , etc. , étaient renommés à juste titre par leurs connaissances cliniques.

ARTICLE TROISIÈME.

Seconde forme systématique du Matérialisme médical ; le Mécanicisme. — Baglivi.

XII. L'élément nouveau empiétait chaque jour sur la vieille Science. Par degrés s'établissaient des écoles de Physique et d'Astronomie ; ces Sciences acquéraient une considération croissante, pendant que la médecine, qui faisait partie de l'instruction publique où régnaient les prêtres, perdait la sienne ; car elle gardait les caractères que le Christianisme lui avait donnés. Les importations de la physique la modifièrent à leur tour , mais elle avait plus à attendre encore des travaux que les anatomistes entreprenaient de tous côtés.

Maintenant, dans la médecine, autre spécialisation. C'est le second aspect de la conception matérialiste qui se présente : les solides prennent faveur après les humeurs.

On tire parti des comparaisons de l'homme avec les machines ordinaires. On essaie d'appliquer aux fonctions, les calculs de l'hydraulique et de la statique, sciences nouvelles alors. Les idées de Descartes , l'école de Galilée, les discussions sur la circulation du sang, poussaient les médecins progressifs dans cette direction. Sanctorius se soumet à des expériences auxquelles il consacra sa vie.

XIII. Plusieurs savans appliquèrent avec bonheur, la mécanique au mouvement musculaire. De là ils passèrent aux circonstances de mouvement propres à chaque fonction, dans l'intention d'expliquer physiquement les actes de la vie, et tirèrent parti d'hypothèses diverses sur la forme et la disposition de la fibre musculaire. L'effervescence du fluide nerveux avec le sang, intervenait comme cause de mouvement. Quelques-uns attribuèrent ce phénomène aux oscillations de l'éther animal et des fibres capillaires. Ils donnaient au sentiment la même source. D'autres enfin, invoquèrent l'attraction moléculaire et l'attraction électrique, comme moyens d'interprétation.

Les solides sont des canaux inertes dans lesquels circulent les humeurs. Le cœur est le piston d'une pompe; les artères et les veines en sont les tuyaux.

La force motrice du cœur, la quantité du liquide, le diamètre et la longueur des canaux dans lesquels il est contenu, la loi de la chute des corps et la capillarité pour les uns; pour les autres, la disposition des cavités du cœur et du système vasculaire, l'existence d'une pression uniforme et modérée sur la masse des fluides, servant en même temps au mélange des molécules du sang; enfin une attraction qui unit les molécules entre elles, et toutes les particules avec la

14

masse du sang ; telles étaient les circonstances principales auxquelles on se prenait pour résoudre le
problême de la circulation, et les mécaniciens se
servaient de préférence de l'une ou de l'autre de ces
circonstances, pour se rendre raison des phénomènes.

La théorie des sécrétions faisait suite à celle de la
circulation. Elle était déduite de la détermination
des lois du mouvement du sang, à travers les artères
des organes sécréteurs. Cette fonction était la conséquence du ralentissement du cours du sang, ralentissement produit surtout par la capacité des branches
vasculaires qui, réunies ensemble, sont plus consi-
dérables que le tronc, et par la différence des angles
que les branches forment avec le tronc. Le passage
des molécules sécrétées dans les vaisseaux sécréteurs,
s'expliquait par la direction que leur imprimait le
mouvement du cœur, combiné avec l'attraction des
membranes du vaisseau. On disait que les seules
molécules attirées, étaient les molécules dont la pesanteur spécifique se rapproche le plus de celle du
vaisseau absorbant. Pour la dissolution ou la réduction
des humeurs en leurs parties constituantes, on avait
égard, non seulement à l'influence de l'angle du
vaisseau et à sa force attractive, mais à une force
expansive de l'humeur elle-même. On se représentait
les glandes, comme des tubes capillaires qui attirent
le sang, et la sécrétion était une véritable filtration.

Les mécaniciens, à qui ces motifs ne suffisaient pas,
avaient recours à l'attraction des molécules semblables

et supposaient dans chaque organe sécréteur, des fermens ou matières qui, pénétrant dans les vaisseaux, mettaient le sang en fermentation. Mais déjà les fonctions des glandes étaient examinées dans leurs rapports avec leur organisation, considérée sous le rapport de la forme. On supposait même dans les glandes, une membrane musculeuse, à laquelle on accordait un mouvement peristaltique ; on disait enfin, que l'*irritation* de cette membrane avait son influence dans l'acte sécréteur.

La nutrition dépendait de l'attraction des parties similaires, dans les vaisseaux dont le diamètre et la forme sont en relation avec les particules qui y pénètrent. C'était une sorte de sécrétion produite par des parties qui ont une attraction spécifique, égale à celle des molécules qui les attire.

La chaleur, pour les uns, était le résultat du frottement des globules sanguins dans le mouvement circulatoire ; pour les autres, l'effet d'un changement continuel des élémens chimiques, d'une espèce de fermentation.

On se livrait à des calculs sur la ténuité de la fibre primitive, sur le développement graduel du corps , sur la forme et le volume des humeurs. Les globules du sang étaient des corps solides dont il fallait calculer le choc soit entre eux, soit contre les parois des vaisseaux ; ou bien encore, c'étaient des vésicules qui, par le frottement mutuel, dégagent la matière subtile propre à entretenir la chaleur, la fermentation et le mélange du sang. D'autres supposaient aux

globules du sang et aux particules des humeurs en
général, une force attractive et une force répulsive
qu'ils admettaient également aux solides du corps;
et ils subordonnaient la composition des humeurs,
l'équilibre des fonctions ou la santé, aux rapports réguliers à ces forces.

Les changemens des humeurs étaient dépendans
de l'action des solides qui, à leur tour, recevaient
l'impulsion de l'air inspiré, et de l'air absorbé par
la peau.

A l'étude de la circulation du sang qui était la
base de leur systèm-e, les mécaniciens joignaient celle
des esprits vitaux ou fluide nerveux, qui se faisait
aussi d'après les lois de la mécanique et le rapport
des particules avec les canaux où elles se meuvent.
Ceux qui repoussaient l'existence du fluide nerveux,
regardaient les nerfs comme des cordes solides, pleines,
qui se terminent dans les organes des sens par de
petits mamelons, dont la tension, l'oscillation causée
par l'objet extérieur, se prolonge jusqu'au cerveau.

Les fonctions de la voix eurent aussi leur théorie
mécanique. Les uns en rapportaient les phénomènes
à la tension et au relâchement de la glotte; les autres
considéraient seulement la dilatation ou le retrécisse-
ment de cette ouverture, et les mouvemens qu'exécutent les parties.

XIV. La Pathologie des mécaniciens et des mathématiciens, reposait sur les vices du mouvement du
sang, du fluide nerveux et des nerfs. Toutefois le

Chimisme n'était pas entièrement abandonné dans la Science des maladies.

L'afflux violent du sang, sa stagnation et son épaississement dans les réseaux capillaires, sont les causes prochaines des inflammations.

Dans la fièvre, les *âcres* ou les vices de composition des humeurs, ont pour cause l'altération du mouvement des solides dans les organes sécréteurs, et le mouvement fébrile est la suite d'une action du cœur supérieure à celle qu'exigent les mouvemens ordinaires.

L'affaiblissement de la *tension* des fibres était un objet d'étude pour le pathologiste.

L'organisation, disaient les mécaniciens, est le fait essentiel à connaître, parce que c'est elle qui éprouve un changement dans les maladies, et que les remèdes agissent pour la corriger.

L'autre source d'affections morbides est le *fluide nerveux*. Quelques mécaniciens faisaient de la dure-mère et des nerfs, un système de parties qui exécutaient un mouvement circulatoire. Des parties hétérogènes introduites dans l'origine des nerfs, excitaient la *tension* et l'*ébranlement* de toutes leurs fibres, et la fièvre en est le résultat. La qualité des matières décide du type. Le fluide nerveux, devenu âcre, irrite le cœur.

Le *spasme* et l'*atonie* figurent ici comme des causes prochaines de maladies. Ils sont rapportés aux aberrations d'action du cœur, et des vaisseaux de la dure-mère et des nerfs.

Les mathématiciens ne doutaient pas qu'on parvînt à corriger les altérations du mécanisme de l'homme, à peu près comme on corrige, par exemple, celui d'une montre. Ils pensaient que le calcul devait servir à l'étude des causes. Appliqué à la détermination de la vitesse du pouls, il servait à rendre raison du froid et de la chaleur de la fièvre.

XV. D'après cet exposé, il est évident que c'était Descartes, Newton et Leibnitz qui dirigeaient alors le mouvement de la Science.

Les mécaniciens étudièrent avec succès les causes principalement physiques, qui sont les plus voisines du phénomène apparent et qui, à leurs yeux, sont en dernière analyse des phénomènes de mouvement. C'est pourquoi, ce qui caractérise le mouvement vivant de l'homme devait leur échapper. Par la même raison, toute leur physiologie tourne autour du système vasculaire, et s'ils examinent les nerfs, c'est pour y chercher des faits de mouvement. Au fond, ce n'est pas là une doctrine médicale homogène, régulière ; ce sont des recherches, des tentatives de transformation de la vieille science. Voyez en effet le peu de liaison qui existait entre cette théorie et la pratique de ces temps. Les plus sages, tels que Baglivi, pour conserver le dogmatisme mécanicien, s'étaient vus dans la nécessité de séparer la médecine science, de la médecine art. Cet homme remarquable est ici comme Sydenham dans la Doctrine précédente.

Remarquez du reste , qu'au milieu des hypothèses physiques , Baglivi admet la sensibilité et l'irritabilité ou une *force innée de ressort* des fibres , partant de la dure-mère et se propageant à toutes les parties. Avec cette force , il explique un grand nombre de phénomènes.

CHAPITRE VI.

ARTICLE PREMIER.

Animisme ou Vitalisme de Stahl.

I. Rapprochés dans Vanhelmont les deux élémens de la Science, qui ne doivent en être que les deux faces, sont restés isolés, et l'élément matériel s'est puissamment développé par deux transformations successives. Arrivés à la fin du dix-septième siècle, nous les voyons reparaître l'un et l'autre. Ils marchent de front, personnifiés dans Stahl et Frédéric Hoffmann. Le Moyen âge régnait encore, et si les théories commençaient à lui échapper, il décidait cependant des actes pratiques de la vie.

Le Vitalisme n'avance donc pas en réalité comme l'Organicisme. Stahl ne fait que le montrer dans son entier développement, ou plutôt seulement, il formule médicalement le Moyen âge qui décline déjà. Le Matérialisme est l'élément progressif ; mais au fond , en Médecine comme partout, il n'a que valeur d'opposition.

L'Église était débordée par la Philosophie. Des académies sont instituées, et partout on sort de l'unité de langage. Les Physiciens prennent le dessus ; Newton venait d'augmenter leur considération par sa conception capitale que l'on commençait à vérifier en Astronomie et en Physique.

Cependant en Allemagne , cette terre native du Spiritualisme , les idées vitalistes de Vanhelmont se réveillaient avec un nouveau caractère.

Descartes avait dit que le mouvement est un accident qui a pour cause une impulsion extérieure. Mallebranche avait soutenu que tous les mouvemens ont pour cause des substances immatérielles , et on avait remarqué aussi que nous n'avons pas seulement conscience des mouvemens volontaires , mais encore de plusieurs mouvemens intérieurs.

II. Stahl paraît. Stahl , dont le maître était un partisan de Vanhelmont , commence par combattre la philosophie d'Aristote , et applique la *conception du Moyen âge*. Il sépare rigoureusement les sciences physiques , chimiques et mathématiques de la Science de l'être vivant. Dans le monde physique , dit-il , les phénomènes se suivent dans un ordre tout différent de celui de l'économie vivante ; la chimie et la physique ne sauraient fournir des bases solides à la Méde-

cine. Stahl ne laisse échapper aucune occasion de
rappeler que la vraie Médecine ne doit point s'enquérir
de la figure des atômes et des proportions des élémens
du corps, et que les erreurs viennent de ce qu'on a
voulu tirer de l'étude de la nature *morte* des conclusions
applicables aux êtres doués d'*activité*. *L'individualité
jouit de lois propres radicalement opposées aux lois de
la matière :* voilà l'idée-mère dont Stahl est préoccupé.
Une aggrégation de molécules ne saurait avoir aucun
rapport avec l'unité de l'Homme. Il rejette l'Anatomie :
le corps vivant n'est que l'atelier où l'ame travaille ;
le principe de nos mouvemens est immatériel. Stahl
considère l'ame en puissance et en activité. Elle manifeste cette activité par le corps et pour le corps.
L'ame exécute, à l'aide d'un mécanisme particulier,
tous les actes du Système vivant. Elle opère la contraction des parties et les fonctions dans lesquelles la
volonté et la pensée n'ont point de part. Elle n'obéit
qu'à des lois primitives ; elle défend l'intégrité de
notre composition moléculaire et nous met à l'abri des
maladies.

Sous le nom de *force tonique*, Stahl désigne la force
motrice avec ses variétés ; c'est le moyen général
d'action de la cause active, qui a de moins en moins
conscience de ses effets, à mesure qu'ils sont plus
faibles, et jusqu'au mouvement nutritif. Il n'y a pas
de mouvement involontaire, mais des actes dont l'habitude nous a ôté la perception ; un changement
dont l'ame n'a pas conscience est perçu par elle lorsqu'il acquiert de l'intensité. La sensibilité générale

elle-même, celle des organes des sens se résolvent en mouvemens toniques extrêmement subtils. La Cause active n'a pas besoin de l'intermédiaire des esprits vitaux.

La tonicité offre également des différences en rapport avec la structure des parties, qui est une circonstance assez influente sur l'ame pour l'induire à des déterminations. Néanmoins, c'est par l'unité de cause qu'il y a tendance vers un but et harmonie dans les actions. Le mouvement est le fait général : l'ame est active et l'organe est passif. Pour approfondir la fonction, il faut avoir égard à la structure, sans doute, mais s'en aider avec réserve.

L'ame au début de la vie, lors de la génération et dans la nutrition qui la continue, agit d'après des idées innées et sans intelligence. Elle construit le corps, sent quelles matières il faut appliquer, le plan qui leur convient, l'arrangement qu'elles doivent prendre. La rénovation, l'incorruptibilité sont la fin vers laquelle l'ame tend sans cesse avec plus ou moins de prévision ; et il n'est point à notre pouvoir de changer la composition du corps.

La Doctrine de la tonicité modifia l'idée de la circulation Harveyenne. Les Stahliens n'ont point envisagé les contractions du cœur comme le seul ou même le principal agent de la progression des humeurs. Ils ont indiqué la cause de plusieurs phénomènes qui, comme la fluxion, suivent promptement l'action des stimulans, et sont arrêtés dans leur marche par une autre fluxion, sans que l'action du cœur ait changé.

Le cours du sang a ses lois propres que la Physique ne connaît point, car l'augmentation de ton fait disparaître les congestions, et c'est la tonicité qui féconde puissamment le retour du sang des veines au cœur.

La conservation de la composition du sang si disposé à s'altérer, et surtout les sécrétions et les excrétions sont le but final de l'acte circulatoire. Dans les sécrétions, c'est l'ame qui choisit les molécules des fluides et les dirige vers les couloirs qui leur sont destinés. L'irritation n'y a point de part ; elle n'en a pas non plus dans l'excrétion.

La veille et le sommeil sont unis d'après des lois primitives liées au but fonctionnel des êtres vivans, et non d'après des lois nécessaires.

Les synergies sont des coordonnations de mouvement dont les Stahliens approfondirent l'étude.

Les tempéramens, les dispositions sont fondées sur les modes d'action de l'ame.

La mort naturelle ne peut s'expliquer que par une loi primitive qui fixe le terme auquel, une fois arrivé, le principe conservateur ne saurait continuer d'exercer son influence salutaire. La vie d'un corps éminemment putrescible se maintient par le mouvement, mais diverses causes peuvent le troubler.

III. Les maladies sont des modifications du gouvernement de l'économie animale. Elles sont des états actifs qui doivent être respectés, parce qu'ils tendent à la conservation du corps. Les maladies sont *spontanées* ou *réactives*. Leur étude consiste à connaître des mouvemens et des obstacles aux mouvemens. L'énergie des actes morbides, leur ordre de succession, les synergies et leur but final sont les points principaux à éclaircir. Les séries de mouvemens sont produites par l'ame indépendamment du monde extérieur. Leur suppression, leur conversion en d'autres séries auraient des effets graves. Quand le mouvement qui maintient la composition du Système n'est pas assez efficace, l'ame incite des actes plus énergiques, dans le dessein d'évacuer des matières surabondantes ou nuisibles. L'ordre d'apparition des évacuations prouve l'activité de la cause de la vie. Les actes pathologiques, les changemens sont de plusieurs ordres ; il faut savoir les distinguer. Il est essentiel de ne pas confondre les actes primitifs avec les effets qui suivent ; de distinguer les changemens propres à la guérison de ceux qui l'entravent, les mouvemens inhérens à l'affection de ceux qui ne sont qu'accidentels, les effets vitaux des effets physiques et des corruptions, c'est-à-dire, des altérations d'organes.

Il y a plusieurs espèces de causes de maladies ; mais l'ame seule est *efficiente*. Elle opère les actes vitaux et maintient leur intégrité, par l'expulsion d'une matière nuisible ou surabondante ; elle excite des mouvemens proportionnés à cette maladie, et les continue jusqu'à ce que son but soit atteint. Quelquefois l'ame se trompe, et de même qu'au moral, produit des opérations trop fortes, trop faibles ou désordonnées ; dirige les évacuations vers un lieu inop-

214 APOGÉE ET DÉCLIN DU SPIRITUALISME.

portun , etc. Il n'y a point d'*âcretés humorales* : les vices de la force tonique qui est en excès ou en défaut, voilà les faits auxquels le médecin doit remonter.

Lorsque l'ame a besoin d'exciter des mouvemens , il se forme des congestions qu'il ne faut pas confondre avec ces accumulations qui se font lentement sous l'influence de la faiblesse et des spasmes. Quand les efforts aboutissent à l'évacuation sanguine , la guérison a lieu. Si l'obstacle au cours des fluides est trop fort , une exaltation plus grande des mouvemens s'effectue , et la fièvre , l'inflammation s'allument , une fluxion rhumatismale se forme , etc.

Les hémorrhagies sont le principal moyen de solution que l'ame emploie ; la plethore , l'obstruction ne suffisent pas pour les décider ; elles sont spontanées : il faut que l'ame soit éveillée par des motifs de conservation. C'est elle qui coordonne la série des mouvemens qui tendent à l'évacuation ; des causes extérieures la sollicitent aussi. Distinguez l'effort hémorrhagique, qui est un concours d'actions, de l'évacuation elle-même. Cette notion servira pour éviter de supprimer certaines hémorrhagies. Plusieurs maladies ne sont que des mouvemens hémorrhagiques sans écoulement sanguin.

Les fluxions jouent un grand rôle. Dans les affections nerveuses , elles peuvent être des moyens de solution par la conversion de l'état spasmodique en état fluxionnaire.

L'engorgement qui n'est pas suivi d'effusion sanguine est l'origine de l'inflammation. L'ame la suscite pour la dissiper ; si elle y parvient, il y a résolution, sinon *corruption*. Les mouvemens toniques décident alors le frisson, le spasme ; il y a formation de pus. La douleur est une augmentation de mouvement tonique. Les fièvres ne sont qu'un effort de l'ame pour détruire l'irritation dont l'origine est dans une cause qui doit être éliminée. La fréquence et la vitesse du pouls sont les actes le mieux adaptés à ce but. La fièvre n'est point une série d'actions tumultueuses : elle a deux ordres de mouvement, l'un de contraction, l'autre d'expansion.

Les affections exanthématiques donnent la preuve frappante de l'activité de l'ame, pour élaborer et expulser des causes matérielles nuisibles.

La connaissance de l'ordre de développement des actes morbides, celle des synergies et des effets médicateurs, telles sont les bases de la conduite du Médecin.

Les Stahliens apportaient le même esprit dans l'étude des maladies chroniques. Ils les faisaient dépendre aussi de la diminution du mouvement, qui est suivie de la dilatation et de l'obstruction. D'autres fois, le rétrécissement des vaisseaux, le spasme étaient plutôt accusés de produire ces effets. L'inflammation, la fièvre, les hémorrhagies, et notamment les hémorrhoïdes, sont les ressources que l'ame déploie dans ces circonstances.

IV. Telle est la Doctrine de l'Animisme, de l'unité de cause, de l'activité, de la spontanéité, qui sépare

rigoureusement les faits vitaux des faits physiques
pour accorder la suprématie aux faits vitaux. L'abstraction réalisée en une *cause spirituelle* est le fait culminant ; la diversité reste inaperçue, et en rapportant
toutes les fonctions à l'ame, on confond beaucoup de
phénomènes qui, s'ils sont liés, sont distincts ; qui,
s'ils se ressemblent, diffèrent aussi. Elle a dû tomber
par cela même dans des exagérations, relativement à
l'unité et l'activité. Et cela ressort à chaque instant
de la subalternisation dans laquelle cette Doctrine a
mis l'aspect anatomique et les influences du monde
extérieur ; car les idées, les affections, les passions
y sont regardées comme les seuls motifs des actions
de la vie. Et c'est toujours la conséquence du *principe
chrétien*. L'opposition entre les Stahliens et les Chimistes ou les Mécaniciens est complète. Les uns expliquent le corps par l'ame, les autres l'ame par le corps.
Mais les idées de Stahl ont servi à approfondir les
faits généraux et les circonstances non matérielles
des fonctions de l'homme et des êtres en général. On
comprendra facilement, d'après cela, que dans la
pratique les Stahliens fussent timides, contemplatifs,
et que par suite aussi ils aient réhabilité la puissance
médicatrice.

ARTICLE DEUXIÈME.

Autre forme systématique du Matérialisme médical. — Hoffmann.

V. Chez les Médecins qui faisaient réaction contre

la médecine du Moyen âge , le goût des applications mathématiques allait en s'affaiblissant , et insensiblement le Matérialisme acquérait une valeur médicale plus grande. Voyez , en effet , les idées que Fréderic Hoffmann professait à côté de Stahl.

Le corps humain possède , comme tous les autres corps , des forces physiques obéissant aux lois de la mécanique , et tous les mouvemens que nous observons en lui se rapportent au *mouvement*. Quant à la cause de l'action de notre machine , elle réside dans une *ame sensitive* , substance très-volatile , éther répandu dans la nature entière , qui vient en partie de l'atmosphère et qui est aussi sécrété par le cerveau. La moelle épinière le distribue aux nerfs , il passe dans le sang , etc. L'instinct et les passions sont sous la dépendance de cette ame qui n'agit pas avec préméditation. D'où il suit que le mécanisme ne saurait tout expliquer : l'éther agit par des lois de haute mécanique qui ne sont pas découvertes.

Il ne faut pas se fier à l'autocratie de la Nature : ses mouvemens sont souvent désordonnés et inutiles. L'expérience n'est pas une base solide. C'est l'interprétation des faits d'après les règles de la mécanique qui élévera la Médecine au rang des Sciences mathématiques. Toutes les raisons doivent être physiques ou mathématiques : les causes éloignées sont des frivolités.

La vie consiste dans le mouvement continuel du cœur et des artères. Le sang distend les vaisseaux , et cette dilatation est suivie nécessairement d'une contraction. La chaleur, l'intégrité de la composition des humeurs, leur composition même, la nutrition, les sécrétions sont la conséquence immédiate de la circulation. Les sécrétions dépendent du diamètre des vaisseaux et de l'énergie du mouvement des fibres élastiques dont se composent les glandes.

Une seconde source de mouvemens est dans la systole et la diastole des méninges qui poussent le fluide nerveux. Le *mouvement* se communique de la dure-mère et de la moelle épinière aux intestins et même à la peau et à tout le corps, au moyen du névrilème : les nerfs expliquent l'union des forces des organes ; les sympathies sont l'effet de la communication réciproque des *oscillations* des membranes nerveuses. Regardez comme très-importante la connaissance des sympathies de l'estomac avec tous les autres organes.

Hoffmann donnait une plus grande valeur aux esprits animaux. Et il y avait des Mécaniciens qui faisaient résider dans les nerfs, les muscles, le tissu cellulaire, le corps entier, une *force des solides vivans* ; qui distinguaient la faculté de sentir de la faculté de réagir. Il est vrai qu'ils ne s'abandonnaient pas moins aux théories mécaniques et même chimiques, tant pour les mouvemens du système vasculaire que du système nerveux.

Bientôt, sous le nom de mouvement vital, on consacre, mais seulement d'une manière générale, l'existence d'une puissance véritablement organique, différente du fluide nerveux. Cette puissance appartient à tous les tissus et préside à toutes les fonctions ; elle est distincte des forces mécaniques et de l'ame.

Voilà les premières lueurs du Dynamisme, de l'Organicisme proprement dit. Elles sortent de l'école d'Hoffmann et de Boërhaave.

VI. Dans la Pathologie, les Mécaniciens constatent surtout des désordres de mouvement, des spasmes généraux et particuliers, des convulsions, des atonies. Quoiqu'ils proclament le Solidisme et qu'ils disent que les altérations humorales sont consécutives, ils en tiennent compte dans les maladies, puisque, selon quelques-uns, la putridité peut se développer dans le corps comme hors du corps ; que des principes acides ou salins peuvent engendrer des maladies de la peau, la goutte, les calculs, etc. Néanmoins, les causes extérieures sont considérées aussi comme agissant presque exclusivement sur les solides et d'une manière mécanique. Beaucoup de circonstances extérieures deviennent causes de maladies, en agissant sur notre fluide nerveux dont une partie nous vient de l'atmosphère. Hoffmann et ses partisans inclinent à penser que le plus grand nombre des maladies siègent dans les nerfs.

La fièvre est un spasme qui chasse le sang du dehors en dedans, et le cœur et les artères le repoussent. Par là se dissipent l'atonie des organes et les congestions qui en dépendent. Les fièvres catarrhales sont les plus salutaires. Le mouvement fébrile est nuisible quand il survient sans prévision et par l'effet d'une nécessité physique.

La dysenterie est un spasme des intestins provoqué par l'irritation d'une matière caustique.

Il y a inflammation, lorsque le spasme a suspendu la circulation sur un point et chassé le sang dans des vaisseaux qui ne sont pas destinés à le charrier. Là il y a douleur, tumeur, chaleur, etc. L'inflammation de l'estomac, dit Hoffmann, est une des plus fréquentes ; mais elle est souvent méconnue, parce qu'elle prend divers masques et particulièrement celui d'une fièvre bilieuse. L'ouverture du cadavre en indique les effets.

VII. Il est clair, d'après ce résumé, qu'il y avait peu de différence entre Baglivi, que nous avons signalé comme un antécédent d'Hoffmann, et les Mécaniciens ainsi modifiés. Le mot *irritabilité* a été prononcé, et l'irritabilité est désignée comme propriété de la matière vivante. Hoffmann, d'ailleurs, se ressent du voisinage de Stahl.

De l'étude du système vasculaire on s'est avancé vers celle du système nerveux ; mais l'idée d'une force purement organique n'est pas accréditée. La réforme d'Hoffmann et Boërhaave est successive : c'est de la chimie, surtout de la physique, et déjà de la dynamique. Ils admettent une force vitale, et cependant ils recommandent d'en calculer les effets, comme si c'était une force morte. Elle montre son action par des mouvemens, et on décide qu'elle n'a que ce mode d'agir ; les nerfs eux-mêmes vivent seulement de mouvement. On voudrait expliquer exclusivement les actes pathologiques par la manière d'être des solides ; et dans la pratique , on retrouve des altérations humorales , reste de la vieille chimie. Remarquez que les liquides vivans , qui avaient été l'objet presque exclusif des recherches du Chimisme, maintenant sont négligés : les solides ont pris leur place , et à leur tour servent à fonder un système non moins exclusif que le précédent : autre *mode de division* du travail.

ARTICLE TROISIÈME.

Vitalisme des Demi-Stahliens. — Deux causes actives substantielles. — Sauvages.

VIII. Le Spiritualisme médical décline ; il est visiblement altéré dans les successeurs de Stahl. Le Matérialisme est en progrès ; il envisage plus rationnellement l'aspect matériel de l'Homme. Le mouvement de la Science est manifestement du côté des Médecins organiciens.

Ceux qu'on nomma les Demi-Stahliens admettent un pouvoir au-dessus des organes , qui répare les pertes produites par le frottement de la machine animale.

L'ame , agissant sur les origines nerveuses , produit

directement les mouvemens toniques du corps. Mais
la composition des humeurs est indépendante de l'ame,
et leur mouvement est assujetti à l'attraction physique.
Ils ajoutent que la forme et la structure des solides
sont un autre ordre de causes qui mérite d'être examiné avec assiduité. Ils voudraient même soumettre
au calcul les effets que l'ame a provoqués dans le mécanisme. L'ame était donc cause première, et la
matière est inerte. Les tissus n'avaient pas encore la
propriété de se mouvoir en vertu d'une force inhérente à leur composition matérielle. C'est l'ame qui
détermine les mouvemens qui ont lieu dans le corps
vivant, soit qu'une irritation les provoque, soit que
la volonté les détermine. Sauvages est un des représentans de cette Doctrine mixte qui considérait la
force motrice, suivant qu'elle s'exerce après délibé-
ration, et suivant qu'elle est poussée par des motifs extérieurs, à faire des actes qui souvent alors deviennent
forcés.

Ici les maladies sont bien des réactions du principe
immatériel; mais ce principe agit par des *forces secondaires*, pour vaincre les obstacles au cours du
sang. Ces forces sont les causes physiques des Mécaniciens. Du reste, cette Pathologie diffère à peine de
celle de Stahl.

Ces médecins, dans la Pratique, redevenaient
Stahliens, c'est-à-dire, expectans.

Les Demi-Stahliens n'étaient réellement Physiciens
que dans l'explication des effets secondaires et des
phénomènes organiques.

IX. Ce mélange scientifique, quelque singulier qu'il paraisse, montrait au moins la nécessité d'ôter à l'ame une partie de ses prérogatives, ou d'accorder au mécanisme humain un rang que la Physique ordinaire ne pouvait lui donner. Ceux qui tenaient au vieux Dogme se virent forcés d'en adoucir la sévérité. C'est pourquoi on se mit à distinguer l'ame en tant qu'elle agit volontairement, emploie les organes des sens et les parties qui s'associent à leur action, de l'ame en tant qu'elle agit involontairement et sans réflexion pour d'autres fonctions, et l'on justifia cette conception. On soutint l'existence d'une ame raisonnable dans le cerveau et d'une ame végétative dans tout le corps. L'ame Stahlienne resta chargée de présider aux mouvemens du cœur, de l'irritabilité et de la sensibilité ; mais les mouvemens vitaux étaient hors de son domaine, et pourtant ils étaient rattachés à des sensations. On ne s'entendait pas sur ce qui relevait de l'ame et sur ce qui relevait du principe vital. Soumis à l'hypothèse de l'inertie de la matière, les Médecins voulaient une cause pour les actes physiologiques et disaient : C'est un principe irrationnel dont l'action ressort surtout dans le sommeil, c'est une ame végétative.

Nous marchons ainsi directement, d'un côté, à Haller, et de l'autre, à Barthez.

ARTICLE QUATRIÈME.

Transformation métaphysique du Vitalisme substantiel. — École de Barthez.

X. Les observateurs du monde extérieur et de l'aspect matériel de l'Homme, s'avançaient à grands pas dans le champ des découvertes. Les anatomistes en agrandissaient l'étendue par l'emploi d'instrumens qui perfectionnent l'application des sens ; l'anatomie comparée recueillait les travaux de quelques naturalistes infatigables, et l'on put prévoir les destinées futures de l'anatomie pathologique, du jour où commencèrent les recherches de Bonnet et de Morgagni.

De recherches en recherches, d'observations en observations, nous sommes conduits à Haller qui les résume toutes, qui en fait un premier classement, un immense procès-verbal.

D'autre part, les hommes qui par nature étaient plutôt praticiens que théoriciens, surtout empiriques et accessoirement raisonneurs, se montraient, au milieu des autres, fidèles à une espèce d'Hippocratisme, d'accord jusqu'à un certain point avec le goût de l'observation qui, chaque jour, prenait plus d'empire, et avec la philosophie régnante qui s'appliquait à décrier toute hypothèse, parce qu'elle avait besoin de détruire l'hypothèse chrétienne. Mais en réalité, la philosophie régnante, qui était celle de Bacon, poussait

à l'étude du monde extérieur et favorisait le Matérialisme. A la vérité on ne s'en apercevait pas encore.

C'est pourquoi l'on vit des savans dont les croyances
s'étaient progressivement effacées, tout en conservant
la distinction de l'esprit et de la matière, avouer qu'ils
ne voulaient point chercher à déterminer la nature
des causes : c'est-à-dire que le Spiritualisme médical
de l'état théologique passa insensiblement à l'état
métaphysique et de pure abstraction.

Bientôt l'École d'Édimbourg opéra cette transformation, qui est un indice de scepticisme, dans la
philosophie générale ; et Barthez à Montpellier, la fit
dans la physiologie humaine. Et tous prétendaient
agir au nom de Bacon, repousser l'hypothèse et
procéder par induction.

XI. D'abord, Barthez sépare rigoureusement l'étude
du moral, de l'étude du corps *en tant que vivant ;*
et prenant ce dernier, il affirme qu'il y a un abîme
infranchissable entre l'organisation et la vie. *Ame,
principe vital, organes,* voilà sa distinction fondamentale. La physiologie est la connaissance des causes
actives qui se manifestent dans le corps et par le corps.
Il y a trois ordres de faits bien tranchés à classer. -

L'ame a des attributs essentiels et des facultés. Il
faut en admettre autant que l'exigent les différences
spécifiques des phénomènes.

La science du *Principe vital* a pour but également
de connaître les forces de cette cause, ses fonctions,
ses affections.

L'École de Barthez tient avant tout à saisir directement les qualités propres à l'homme. C'est pourquoi, elle ne trouve point d'avantages à faire précéder la physiologie, de l'observation des animaux inférieurs. En outre, elle attache de l'importance à ce que l'on comprenne la physiologie du système pris en totalité, avant d'aborder la physiologie des organes. Elle est au point de vue de l'unité et de l'activité de la cause vitale ; elle craint que les détails n'empêchent de saisir l'ensemble. Ce sont les lois du système entier qui doivent donner l'intelligence des phénomènes locaux.

Pour déterminer les lois du système entier, il faut suivre une marche opposée à celle des Naturalistes, il faut choisir dans tous les faits qui composent la science de l'économie animale, ceux dont il est plus facile de tirer des principes. La collection de ces principes sert ensuite à classer tous les autres phénomènes. La formation de ces dogmes est le but de la Physiologie. Les faits qu'on doit rechercher de préférence, les faits vraiment intéressans sont donc les faits *vitaux* : on les retrouve dans les actes les plus matériels. Les faits généraux de l'état normal, les faits tirés de l'histoire de l'homme malade, sont fondamentaux et les plus propres à l'étude de la *cause vivifiante*. Quant à l'anatomie humaine, elle ne nous fait connaître que les instrumens de la vie ; elle ne dit rien sur la cause qui les emploie.

L'anatomie comparée et les vivisections sont d'une utilité médiocre en physiologie. L'arrangement anatomique loin d'être cause est effet. Le principe vital seul est cause, et à leur tour, les choses extérieures ne sont que déterminantes ou occasionnelles. Le Vitaliste reconnaît aussi au principe de vie, autant de forces spécifiques que le demandent les différences spécifiques des phénomènes, et ces forces sont la cause véritablement génératrice de ces derniers.

Le corps humain jouit de la force la plus inséparable de la vie, qui est celle qui régit la composition moléculaire de notre Système.

Il est *un* ou individuel, mais nous n'avons pas conscience de notre *moi* vital.

Le corps vivant est actif, spontané dans ses actes.

Il est sensible, mais il faut distinguer radicalement les sensations *vitales*, des sensations *avec conscience*. La sensibilité est une force active qui n'est pas motrice.

La cause vitale jouit de l'affectibilité; ses affections sont plus nombreuses encore que celles de l'ame. Les affections ont des manifestations qui, dans l'état pathologique, sont désignées sous le nom de maladies.

Le principe vital a des *idées*, c'est-à-dire, des dispositions à produire une série coordonnée de symptômes. *Ses idées* sont simples ou complexes.

Il est doué de forces motrices à progrès sensibles et à progrès insensibles. Il est des rapports à saisir entre les forces motrices et les forces sensitives. L'école de Barthez étudie les forces sensitives et motrices dans les liquides, comme dans les solides.

Il y a une force digestive, altérante, assimilatrice;

Une force régulatrice de la température ;

Une force qui préside à la génération, à la formation des organes, à l'accroissement, à la conservation des formes.

Viennent ensuite les communications de forces ; les sympathies et les synergies que séparent avec soin les Vitalistes. Ils distinguent les forces radicales ou en réserve, des forces agissantes ou en manifestations ; l'oppression, de la résolution. Tous ces sujets sont traités dans la physiologie générale ou du système entier, considéré comme un seul organe.

XII. Dans la physiologie des organes, l'École de Barthez s'appuie aussi de préférence sur les faits vitaux ; elle subalternise les notions qui seraient puisées dans le domaine anatomique. L'histoire de l'homme malade est, au contraire, sa mine la plus riche. L'anatomie et les vivisections procurent rarement des avantages réels.

Les partisans de Barthez étudient tous les phénomènes locaux de l'économie, en les rapportant aux diverses *forces* du système entier. Avec cette donnée, ils résolvent les problêmes de la physiologie des organes. Le mot *fonction* exprime l'idée de la destination d'un acte ou d'un phénomène vers une fin utile ; mais on ne peut pas démontrer cette tendance pour tous les phénomènes. Les fonctions sont de deux sortes : les unes tournent au profit du système entier, comme celles du poumon, des muscles, etc. ; les autres se rapportent à l'organe qui les exécute, et seulement d'une manière indirecte à l'utilité générale : ce sont les mouvemens intrinsèques de la nutrition d'une partie ; les conditions de sa texture, de son volume, etc. Voici les questions que les Vitalistes de Montpellier se proposeront dans la physiologie d'un organe:

Quelle est son aptitude à apercevoir ce qui se passe autour de lui ;

A quel degré il en est affecté;

De quelle manière il témoigne ses affections;

Comment il vit et se nourrit;

Quelles sont ses relations anatomiques, sympathiques, synergiques, etc. ;

Quelle est son importance et son influence dans l'économie ;

Quelle part il prend à ce qui se fait dans le système entier ;

Quel est le degré d'influence que l'ame et le principe vital ont dans l'exercice de ses fonctions publiques;

Comment les fonctions agissent-elles sur la vie privée.

Telle est l'étendue du problême et l'esprit dans lequel on le conçoit. Telles sont les questions auxquelles il faut répondre pour connaître la vie d'un organe.

XIII. Même philosophie dans l'étude des maladies. Faire l'histoire des dérangemens de la santé, chercher la raison suffisante de chacun d'eux, tel est l'objet de la Pathologie. Une fonction est troublée ou par la faute de *l'instrument*, ou par celle de *l'agent* qui l'emploie. De là les maladies que traite la Chirurgie et celles qui sont du domaine médical.

Toute maladie dérive d'une affection du *moi*, à l'occasion d'une sensation vitale. Il n'y a pas de maladies locales dans un système individuel. Les faits importans et les seuls propres à l'état morbide, sont les faits *vitaux*. Les faits anatomiques sont des expressions symptomatiques intérieures, ou des effets produits activement par la cause de la vie.

Non seulement les affections morbides diffèrent entre elles, mais chaque individu donne une teinte particulière à celles qu'il éprouve. Un traité des passions aurait les mêmes divisions qu'un traité des maladies.

Plusieurs affections peuvent exister à la fois, deux affections marcher ensemble, se partager le temps ; deux affections se compliquer.

Une affection ne s'annonce pas toujours avec sa physionomie. L'*affection*, par elle-même, peut tuer sur le champ. Elle peut durer quelques jours sans dégrader les organes.

Les maladies qui viennent à la suite d'une impression extérieure, ont des symptômes locaux, sont *réactives*. Les autres, bien que provenant souvent de causes analogues, n'ont aucun rapport avec elles ; elles ont des symptômes généraux, elles sont *affectives*. Les notions qu'embrasse le diagnostic de ces dernières, sont premièrement celles du SIÈGE. Secondement celle DU MODE D'ÊTRE des phénomènes. Les phénomènes se distinguent en *actifs*, *passifs*, *opératifs*.

La troisième notion comprend les MOTIFS D'ACTION.

Le quatrième objet relatif au diagnostic, est le *rapport des phénomènes avec l'affection qui les développe.*

Il suit de là que l'école de Barthez considère une maladie comme une fonction qui se compose de plusieurs actes liés entre eux par des rapports de causalité différens. Un certain nombre d'élémens peuvent représenter toutes les passions. Les maladies décomposées se réduisent aussi à un nombre déterminé de traits élementaires. L'élément que les sens n'atteignent pas et qui est cependant la circonstance fondamentale à reconnaître, c'est la spécificité ou ce qui fait qu'une maladie est telle et non pas telle autre.

Quant à l'étude des maladies d'organes, elle repose sur la solution de quelques questions en tout semblables à celles qui servent à la détermination des fonctions spéciales.

XIV. Cette Doctrine est basée sur la distinction trinaire d'*ame, principe vital,* organes ou *instrumens matériels.* C'est, au fond, toujours l'application de la conception chrétienne. On ajoute seulement une deuxième cause active, très-près de ressembler à l'ame; mais on s'arrête à cette idée que les causes efficientes *ame* et *principe vital,* sont des causes abstraites métaphysiques, dont la nature ne doit point être recherchée. Quoiqu'il en soit, ce sont des réalités distinctes de l'organisation, et on le prouve par la signification qu'on attache aux faits physiologiques et pathologiques.

Les Vitalistes de Montpellier prétendent donc à tort être arrivés par induction au principe trinaire. Au contraire, ils en partent comme d'une hypothèse fondamentale. Cette hésitation et d'autres qui sont implicitement contenues dans les réflexions qui précèdent, disent toutes les concessions que la critique matérialiste entraînait chez ceux même qui faisaient le plus vigoureusement résistance au progrès de la Science. Mais c'est à condition d'être exclusif, que le Vitaliste l'a servi lui-même.

En n'admettant pas de fonctions ni de maladies rigoureusement locales, le Vitaliste a mis en évidence la coordonnation, pour un but, de toutes les parties du système vivant ou la solidarité des organes. Mais en faisant tout dépendre de la cause métaphysique, et méprisant l'organisation, il exagère l'unité, la solidarité; il nuit à la localisation. En admettant des forces spécifiques pour expliquer la nature de chaque fonction, un élément spécifique pour comprendre le fonds propre de chaque affection, le Vitaliste fait ressortir ce que l'anatomiste négligeait, les différences réelles ou de nature qui ne se traduisent pas matériellement. Mais il reste en dehors de la réalité, c'est-à-dire, de l'*organe vivant*; car c'est la manière d'être à la fois matérielle et non matérielle, ou le mode vicieux d'association des parties qui le composent, et de ces parties avec le système entier, et du système entier avec le milieu ambiant, qui fait la nature du mal.

Enfin, en exagérant la part des causes actives

propres à l'homme, il établit que leur puissance est incontestable dans tous les cas ; mais il fait oublier que dans tous les cas aussi, celle des circonstances extérieures l'est autant : et de plus, il met sa force en dehors de la réalité, savoir : l'organe associé aux autres organes qu'il soutient et dont il est soutenu.

ARTICLE CINQUIÈME.

Autre forme de Matérialisme : puissance purement réactive.
— Organicisme. — Haller.

XV. L'hypothèse d'une force organique supérieure aux forces de la physique ordinaire, sans cesser d'être inhérente à la matière, servit de fondement aux idées de Haller.

Nous voici au temps où Locke venait de faire pour les corps vivans, des tentatives correspondantes à celles de Newton pour les corps inertes. L'encyclopédie était basée sur l'idée de Newton et de Locke. Alors tous les travaux étaient déjà dirigés par les physiciens et les mathématiciens ; et l'Académie des Sciences de Paris commençait à représenter l'esprit régnant. L'ancienne médecine tombait dans la déconsidération. Haller c'est aussi l'Encyclopédie dans la science de l'homme, considérée au point de vue matériel. Il est comme le dictionnaire dans lequel sont enregistrés les matériaux qui doivent servir à constituer la médecine des Naturalistes, des Anatomistes et Expéri-

16

mentateurs. Mais Haller n'est pas la science de l'homme *organisée*.

Le Mécanicisme faisait place au Solidisme des Organiciens ; la vie des liquides est méconnue.

On sentait la nécessité de reconnaître des forces attachées aux fibres et qui caractérisent la matière comme vivante.

XVI. Haller met en vue ces forces sous le nom de *forces nerveuses* et d'*irritabilité*. Pour lui irritabilité veut dire *propriété* qu'a la matière organisée de répondre par des mouvemens, aux stimulations exercées sur elle.

Il prouve par des expériences, que toutes les parties du corps jouissent de ces forces, mais à des degrés différens. Et l'irritabilité est départie aux muscles, la sensibilité aux nerfs. Il se demande à quel principe constituant le muscle doit la force qu'il manifeste, etc.

Chaque organe est irritable ou répond à un stimulus particulier.

Haller applique ces idées à l'étude des tempéramens qu'il fait dépendre des degrés de l'irritabilité, et aux sympathies qu'il explique par l'union des nerfs et du tissu cellulaire.

Il cherche ensuite ce qui distingue la force nerveuse de l'irritabilité. L'une est mise en jeu par la volonté, et l'autre est continue.

Il étudie l'irritabilité des vaisseaux et distingue encore de l'irritabilité, la contractilité morte du tissu cellulaire.

Enfin il repousse l'opinion de l'ébranlement et de la tension des nerfs, pour s'arrêter à l'idée des esprits vitaux ou *fluide nerveux*, transformation matérielle des causes métaphysiques des Vitalistes.

L'irritabilité sommeille dans l'œuf humain et entre en action par l'irritation qu'excite la liqueur séminale.

Les partisans de Haller étendirent le pouvoir d'irritabilité à toutes les fibres du corps vivant, et voulurent la rendre tout-à-fait indépendante de l'influence nerveuse. Ils rapportent tout dans l'économie à la réunion de ces forces.

Les expériences se multiplient à l'occasion des discussions qui s'élèvent sur la puissance irritable ou sensible de telle ou telle partie du corps, et qui modifient les premières idées du maître. Ces expériences s'étendent aussi aux animaux inférieurs.

Haller avait accordé au cœur une irritabilité supérieure à celle des autres organes. Il considérait les artères comme passives sous son impulsion : on prouva bientôt l'action propre des artères. Cette idée fut appliquée à la théorie des congestions humorales. Enfin, l'irritabilité du système capillaire, du tissu cellulaire lui-même, fut reconnue. Par suite, l'idée de Boërhaave sur les obstructions et l'inflammation, fut remplacée par celle de l'irritation et de la gêne du retour du sang par les veines.

Ensuite, la question du rapport de la force nerveuse et de l'irritabilité est reprise au profit du système nerveux, que l'on tend à regarder comme la source de tous les actes vitaux.

Il est incontestable que les travaux des Hallériens tendent à ne pas confondre le corps vivant avec les machines ordinaires, en mettant des forces organiques à côté des propriétés générales de la matière. En effet, cette École s'applique à résoudre le problême relatif à chaque organe, en fixant le degré d'irritabilité et de sensibilité dont il est doué, et en déterminant la disposition anatomique de ses fibres.

XVII. Nous touchons à Cullen et à Bordeu.

Bordeu, sans appartenir exclusivement à l'Organicisme, accepta l'idée d'un pouvoir simplement réactif des parties vivantes, celle de l'isolement des systèmes généraux et des organes proprement dits, et celle de l'influence dominante du système des nerfs.

Vivre, ici, n'est que *sentir* et se *mouvoir* en vertu de la sensation ; la vie de chaque partie est le résultat de l'organisation ou de la disposition de la matière. Les nerfs possèdent la vie au plus haut degré ; l'estomac, le cœur et le cerveau exercent une haute suprématie ; les organes agissent les uns sur les autres : l'action de l'un d'eux est la cause de la réaction d'un ou de plusieurs autres.

Les mouvemens vitaux sont toujours dirigés par le sentiment, ou sont des réactions consécutives à des irritations. Mais le sentiment et le mouvement sont possédés en commun par toutes les parties du corps. L'une d'elles, l'estomac surtout, attire l'action des autres, pour qu'elles l'aident dans ses fonctions. Il y a des centres principaux, d'où s'irradient le sen-

timent et le mouvement , et auxquels ils retournent
ensuite. Les fibres intermédiaires sont les moyens de
communication. Le tissu cellulaire , le périoste sont
les plus puissans agens des transmissions et des ébran-
lemens par lesquels cette union est entretenue. Enfin ,
c'est toujours d'*agens vitaux* , que les causes extérieures
sont qualifiées ; elles *excitent* , dit-on , continuellement
les organes et soutiennent leur jeu.

Tel est le côté par lequel Bordeu entrait dans le
mouvement organicien , dont il est une des causes
les plus actives : bien qu'il ne fît pas du Solidisme , à
la manière des médecins de son temps ; car il le tempé-
rait par des idées d'Humorisme qui en faisaient comme
un homme mixte , ou qui hésite dans sa philosophie
médicale.

XVIII. Cullen est aussi du nombre de ceux pour
qui sensibilité et vie sont inséparables. Il applique ,
à proprement parler , les idées de Haller à la Science
des maladies. Il s'appuye sur la *réactivité*. Les nerfs
transmettent au loin les effets des agens extérieurs.
Ils président au mélange des humeurs et à la génération de la chaleur. Principe vital , Nature , signifient
pour lui force organique , agissant comme par nécessité
physique. L'irritabilité et la sensibilité se confondent.
Dans la pathologie maintenant , plus de mécanique :
toutes les affections sont rapportées aux solides et
mieux aux nerfs. Hoffmann supposait *tension* ou

relâchement ; Cullen subordonne les aberrations de
la force nerveuse à des *impressions*, aux *changemens
de l'irritabilité*. Nous retrouvons le spasme et l'atonie
comme causes prochaines des maladies ; mais spasme
exprime un resserrement, où l'état des nerfs joue le
premier rôle.

La fièvre est précédée du spasme des artères cu-
tanées, auquel succède une exaltation de l'irritabilité
du cœur et des gros vaisseaux. De là, le froid et le
chaud ; presque toutes les causes des fièvres sont
débilitantes de la peau, et sympathiquement de la
surface digestive, enfin du cerveau ; et la faiblesse
est fréquemment suivie d'une exaltation de la force
nerveuse.

Dans l'inflammation, il y a augmentation de
l'irritabilité, afflux de sang consécutif au spasme
des petites artères. Le rhumatisme est fluxion et
spasme. La goutte ne provient pas de la matière
arthritique : elle intéresse le système nerveux et l'estomac. Toujours spasme et atonie, et toujours le
système nerveux et l'irritabilité sont primitivement
intéressés. S'il admet des médicamens qui agissent
sur les humeurs, il veut que ce soit par l'intermédiaire des parties solides.

XIX. La Doctrine de la réactivité s'offre plus large
et plus médicale, peut-être, dans Brown et ses partisans. Pour lui aussi, la propriété caractéristique de
la vie, c'est l'*excitabilité* ou *irritabilité*. Elle ne s'entretient que de stimulation : corps extérieurs, liquides

circulans, afflux nerveux, passions, exercice des fonctions, tout est stimulant général ou local.

L'excitabilité distingue les êtres vivans, des corps inanimés. Cette propriété est *une*; elle augmente, diminue, s'accumule sur un point. Des puissances stimulantes internes, produisent l'*excitement* et maintiennent la vie. Elles consument une quantité convenable d'excitabilité et font le degré d'excitement qui constitue la santé.

Quand elles agissent avec plus d'énergie, l'excitabilité s'use et l'excitement s'accroît; il y a diathèse sthénique. Il n'y a pas maladie, mais disposition ou opportunité. Celle-ci change en maladie, si des excitans viennent à agir. Cet état peut s'élever depuis la maladie sthénique la plus légère, jusqu'à l'inflammation. Arrivé là, bientôt le sujet ne peut que s'affaiblir, et alors il survient de la faiblesse si le médecin débilite trop le malade, et de la faiblesse s'il le stimule trop ou s'il ne le débilite pas assez. Voilà les deux sortes de faiblesse de Brown, l'une *directe* et l'autre *indirecte*. Brown distingue avec sagacité la faiblesse apparente de la faiblesse réelle. Dans les maladies inflammatoires, il suppose que la faiblesse directe et la faiblesse indirecte peuvent coexister dans la même personne. C'est ce qu'il désigne sous le nom de faiblesse *mixte*.

Les diverses espèces de faiblesse s'observent aussi dans la santé. La première dans l'enfance, la seconde dans la vieillesse; l'une et l'autre ou toutes deux dans le sommeil.

C'est en remédiant à cette faiblesse directe ou indirecte, que l'opium donné à des doses convenables procure le sommeil ; mais il produit cet effet, selon Brown, comme stimulant et non comme sédatif.

L'excitabilité accumulée au début de la vie, est graduellement consommée par les stimulans jusqu'à la vieillesse, où elle est épuisée, et pendant laquelle il faut employer les excitans énergiques.

Les puissances excitantes de la santé décident les maladies sthéniques ou asthéniques, suivant qu'elles stimulent plus ou moins, et les causes des maladies *asthéniques* peuvent être employées comme remèdes dans les maladies *sthéniques*.

Il n'y a que ces deux diathèses, et elles sont générales ou locales. Les premières seules sont précédées de dispositions. Les maladies générales se localisent ensuite, les maladies locales se généralisent.

La fièvre n'est pas un effort de la nature, c'est un effet de la faiblesse qui demande toujours des excitans. Les maladies dites fièvres inflammatoires sont des pyrexies et non pas des fièvres.

Vous le voyez, la conception de Brown est une dualité d'où dérivent des divisions radicales, qui sont la dichotomie de l'irritabilité Hallérienne.

Les Théories chimiques et mécaniques se sont donc insensiblement effacées, pour faire place à l'Organicisme proprement dit, dont la physionomie maintenant est clairement dessinée.

Ce n'est que dans Haller que le Mécanicisme trouve

une grande place. En effet, dans chaque fonction, ce physiologiste associe l'influence de la circonstance mécanique, avec les deux forces réactives fondamentales.

Les lois calculables sont abandonnées, et le dogme de la passivité reste ; ou mieux, on fait de l'*activité* une *propriété* de la matière.

XX. Bordeu montre en germe la doctrine des localisations de Bichat, par organes et systèmes d'organes. Mais il conserve des traces remarquables de Vitalisme. Le morcellement est favorable à la multiplicité des travaux : chaque jour, la mine des faits matériels est creusée ; on court avec ardeur vers les détails minutieux.

Il est à remarquer que Cullen et Brown, qui ont tiré un grand parti, pour la médecine proprement dite, de la doctrine de la réactivité, sont sortis de l'École d'Édimbourg où Reid et Dugald Steward cultivèrent la philosophie. Aussi l'élément matériel est-il chez eux dans un état de déguisement, ou plutôt, comme médecins ils ne sont pas Matérialistes, dans l'acception rigoureuse du mot : car, c'est se tenir dans un demi-spiritualisme, que d'éviter de prendre pour cause les circonstances purement physiques, et de s'élever à l'hypothèse du fluide nerveux. Le doute sur le principe ancien était général : on n'osait se dire Spiritualiste, et l'on n'était pas positivement dans le principe opposé. Les hommes que j'ai cités, et surtout le dernier, ont prouvé qu'ils avaient une certaine force de généralisation.

La dichotomie des deux médecins écossais, qui est la continuation ou la transformation *du spasme et de l'atonie* de leurs prédécesseurs, exclut les états spécifiques ; les organes sont *excitables*. Elle ne veut dans les causes que deux modes d'agir, repousse toutes les causes intérieures qui ne sont pas matérielles et met les causes occasionnelles au premier rang. Remarquez enfin que les altérations des humeurs ne sont classées que dans les symptômes et sont rattachées à la faiblesse.

Cette Doctrine eut une très-grande influence. Haller et Bordeu eurent des continuateurs nombreux en France. Brown eut des partisans surtout en Italie.

Les Physiciens envahissent déjà le monde médical. L'irritabilité n'est plus, chez quelques hommes, qu'un simple degré de l'attraction Newtonienne. Le Spiritualisme décline : on peut annoncer qu'il sera bientôt opprimé et que la distinction de la Médecine et de la Chirurgie sera faite au profit de cette dernière.

Ainsi je passe par transitions naturelles à Bichat, Broussais et Rasori.

CHAPITRE VII.

—◄●►—

—

ARTICLE PREMIER.

Doctrine des propriétés vitales et de la localisation. — Bichat.

I. La révolution française avait éclaté ; elle était la réalisation pratique de la philosophie matérialiste.

Dans l'Allemagne, cette terre classique des théories, Kant attaquait le Dogmatisme philosophique, et faisait une révolution analogue dans les idées.

Et la Science physiologique de l'Homme prenait dans Cabanis et Bichat le caractère que la Psychologie avait pris dans Locke et Condillac... L'esprit du Moyen âge s'éteint..... Sera-ce pour jamais ?... Au moment où tout le monde semble avoir le droit de l'affirmer, il reparaît comme un fait nouveau ; il renaît sous le nom de *Magnétisme animal*, de *fluide universel*. Mais, repoussé par les risées des Savans, il se cache et attend que les dispositions changent,, que les sens fatigués permettent à la raison de s'engager de nouveau dans la voie des spéculations. Les *fluides impondérables*, l'électricité, restes des causes métaphysiques du Moyen âge, sont là pour justifier son attente.

Cependant l'Histoire naturelle appelle à sa suite la foule des savans doués du génie de l'observation matérielle et ralliés aux travaux de Haller.

L'Académie de Chirurgie brille d'un vif éclat. Les recherches anatomiques deviennent générales. L'École de médecine de Paris, fondée sous les auspices de la Chirurgie, contribue au mouvement médical qui est matérialiste.

Bientôt les armées réclamèrent un grand nombre de médecins qui n'emportaient avec eux qu'un léger bagage scientifique, une petite somme de connaissances matérielles avec lesquelles ils se livrèrent à l'observation des maladies traumatiques et réactives. La Médecine va devenir la Science morcelée des organes et des tissus.

Les richesses de détail sont entassées ; la Chimie régénérée par Lavoisier s'élève pleine de force et d'avenir, et prête à l'Anatomie des secours qui l'aident à pénétrer plus avant dans la décomposition des solides et des humeurs. Enfin l'Anatomie comparée et les expériences sur les animaux vivans rivalisent d'efforts et veulent reconstituer sur des bases nouvelles la Physiologie de l'être humain.

II. Bichat est le plus éminent des Anatomistes et

des Physiologistes organiciens , au milieu desquels il manifeste une activité et une fécondité extraordinaires. Bien qu'il ne fasse que passer au milieu d'eux , il les entraîne tous après lui dans les voies nombreuses qu'il s'est ouvertes.

Bichat approfondit la structure des organes , détermine avec détail la diversité des parties similaires , leurs formes , leurs *propriétés*.

Après avoir adopté la distinction des corps organisés et des corps inorganiques , il reconnaît dans les premiers des propriétés vitales , mais il avertit qu'il ne les abstrait pas de la matière. L'élasticité , la pesanteur sont inhérentes à la matière inorganique ; et la matière organisée , outre ces propriétés , a celle d'être *sensible* et *irritable*. Bichat en parle comme les Physiciens parlent des forces mortes. Chaque partie doit , selon lui , être envisagée dans les *conditions anatomiques* et *les propriétés vitales*. Tel est encore le langage de l'Organicisme.

Quoique Bichat dise que le cerveau est l'intermédiaire entre l'ame et les nerfs , au fond il n'en regarde pas moins la faculté de penser , comme les autres propriétés du corps , une qualité de la matière organisée.

Pour lui, l'homme est une dualité anatomique qu'il exprime par la division de vie animale et vie organique. Le siège des passions est dans les viscères de la vie organique.

Il examine la vie des organes les plus essentiels , son développement , les modifications qu'elle subit par la réciprocité des influences organiques, ce qui se passe quand les rapports sont détruits par la mort. Il étudie l'action du cerveau sur la vie animale, celle du cœur et du poumon sur la vie organique, et démontre comment l'action de l'un de ces viscères est nécessaire aux autres. L'étroite correspondance de ces trois parties, les changemens générauxqui arrivent par les dangers qui menacent l'une d'elles, sont les faits d'enchaînement ou d'harmonie les plus élevés dont Bichat se soit occupé. Il ne comprend pas autrement l'*unité*. En définitive, la vie générale est la somme des fonctions; la Physiologie du système entier est la somme des physiologies particulières. Dans les détails il s'est arrêté à la structure intime.

Toujours attaché à la physiologie des organes et des tissus distincts, il a considéré les expériences sur les animaux comme un moyen sans lequel on ne peut se promettre des progrès dans la Science des êtres vivans.

Jusqu'à Bichat, l'Organicisme avait confondu la sensibilité de conscience avec la sensibilité générale, la contractilité volontaire avec la contractilité involontaire. Ce Physiologiste fit les coupes suivantes : sensibilité animale, sensibilité organique ; contractilité animale, contractilité organique, insensible ou sensible. Tout phénomène est rapporté en dernier résultat à un de ces principes d'action qui produisent la vie. Viennent ensuite les propriétés de tissu qui tiennent à la texture et qui persistent après la mort.

III. L'École de Bichat réduit après lui les propriétés à la sensibilité et à la motilité. Bien plus, elle veut que l'impression perçue et le mouvement qu'elle provoque soient deux actions qui n'en font qu'une. Dès lors, *sentir* n'est que se mouvoir dans un mode particulier qui n'est ni physique, ni chimique. La sensibilité est la propriété *motrice* de la matière *inerte*. Cette force fait contracter le cœur, digérer l'estomac, sentir le nerf, etc.

Le but de la Physiologie est d'observer ainsi chaque partie du corps séparément. De plus, si les propriétés vitales sont inhérentes aux tissus et dépendent de l'arrangement organique, l'étude de l'organisation est la Science de l'Homme; les différences de fonction sont des différences anatomiques. L'Anatomie de texture sera proclamée dans peu comme la base de la Physiologie et de la Médecine entière.

Les connaissances anatomiques déjà acquises avec les lois de la Physique servent, disent les Organiciens, à expliquer un grand nombre de fonctions. Et quand l'école de Bichat établit la distinction de faits physiques, chimiques et vitaux, elle n'admet pas rigoureusement des faits vitaux, mais des faits provisoirement vitaux, c'est-à-dire, dont on ignore encore la traduction matérielle.

IV. Vous vous apercevrez que les dualités règnent encore, qu'on divise et qu'on ne lie pas. Vie organique, vie animale ne sont que la dualité vitaliste exprimée anatomiquement. L'idée que la vie est une *résistance* au monde extérieur, indique également

comme principe , l'antagonisme de nous avec ce qui
est hors de nous , et non pas l'harmonie.

La divisibilité de Bichat prépare , annonce les
localisations dans la Pathologie : elle en est comme
le signal. Dans peu vous entendrez soutenir que les
maladies n'affectent d'abord qu'un tissu et qu'elles
passent de l'un à l'autre pour envahir un organe et
l'économie entière. Les maladies seront dénommées
bientôt d'après leur siège. N'est-ce pas Bichat qui a
dit : Qu'est l'observation , si l'on ignore le siège du mal ?

Dès ce moment l'Anatomie pathologique tend nécessairement , quoique de loin encore , à devenir la
Science des maladies. Lésions de fonctions et lésions
d'organes sont déjà presque synonymes , comme le
sont organe et fonction ; et les maladies jusques là
dites générales sont des maladies de systèmes d'organes ou d'appareils.

Enfin les causes occasionnelles , les agens extérieurs
sont étudiés d'après le principe de la localisation , et
par rapport aux changemens matériels qu'ils suscitent.
Ils sont regardés comme des causes *efficientes* , concurremment avec les circonstances physiques de l'organisme.

Telle se présente l'École de Bichat. Elle met dans
tout son jour la vie propre de chaque organe et son
indépendance. Les résultats de la conception de la
multiplicité ou du morcellement , sont les travaux de
Gall , de Broussais et des Anatomo-Pathologistes.

Cuvier , dans la Science des animaux inférieurs ,
correspond à l'École de Bichat.

ARTICLE DEUXIÈME.

Doctrine de l'Irritation. — Broussais et les Anatomo-pathologistes.

V. Observation est le mot d'ordre et le signe de ralliement !... Ce mot veut dire application des sens à tous les faits. Les investigations les plus délicates de l'anatomie générale et spéciale sont poursuivies par mille travailleurs. Elles se lient de près aux comparaisons tirées des animaux, et même l'anatomie comparée absorbe l'anatomie humaine. Si l'aspect matériel est toute la réalité, nul doute que la chimie et la physique doivent se confondre avec l'étude de l'homme. A présent les observateurs reprochent à Bichat ses propriétés vitales, et ils énoncent positivement qu'il faut étudier les phénomènes de la vie de l'homme, dans l'intention de les ramener aux lois de la matière inerte. La Physiologie humaine n'est qu'un fragment de la physiologie générale ou des êtres organisés. Chimie, Physique, Anatomie comparée, Anatomie saine, Anatomie pathologique, voilà les sciences positives auxquelles il faut s'attacher pour comprendre la nature de l'homme.

La connaissance de la structure intime et de la composition moléculaire des organes doit faire découvrir le secret de la vie. Le microscope étend l'idée de la divisibilité indéfiniment : une membrane est un organe très-composé ; et la Chimie commence là où le

17

scalpel et le microscope s'arrêtent. Elle s'empare de la molécule elle-même, qu'elle divise et subdivise à son tour.

Les Anatomistes poursuivent le développement de chaque système d'organes depuis l'état embryonnaire jusqu'à l'entière formation. Toujours à chaque modification de structure, ils essayent de rapporter une variation de fonctions. Le nombre des faits vitaux va diminuant devant les Anatomistes, jusqu'à ce qu'ils aient disparu à leurs yeux.

VI. M. Broussais et ses disciples n'ont fait qu'appliquer Bichat, le continuer, le spécialiser dans les détails de plus en plus minutieux de la science de l'organisation saine et malade.

Puisque l'organisation est la vie, les maladies ne sont que les désordres de l'organisation. Les observateurs recueillent des histoires de maladies pour refaire la pathologie sur ce principe. Le but est constamment de rattacher un symptôme à une altération comme à la cause. La généalogie des symptômes répondra aux altérations successives que l'organisation a subies. Les altérations anatomiques, et non pas les symptômes, sont pris pour représenter ce qui constitue chaque affection. Les maladies se divisent par organes, systèmes d'organes, etc. Il n'y en a plus de générales, ni d'essentielles, ni de spécifiques. Il n'y a de général que le trouble suscité dans l'économie par une lésion circonscrite. Une affection essentielle ou non matérielle, manière d'être *de la cause de la vie*, est un être imaginaire ; car il n'y a de causes et propriétés de vie que celles qui sont inhérentes à la structure, ou qui viennent du monde extérieur. Un état morbide quelconque est une altération qu'on aperçoit ou qu'on apercevra à mesure que les moyens d'observation se perfectionneront. On n'est malade qu'avec des organes, et ceux-ci ne renferment que des solides, des liquides, des gaz, des fluides impondérables ; voilà les circonstances auxquelles il faut se prendre : ce que l'Anatomie grossière ne découvre pas, sera éclairé par l'Anatomie de texture et l'analyse des élémens subtils de l'organisme.

Maintenant quelle est la nature du mal dont nous avons déterminé le siège ? Des médecins qui restent attachés aux propriétés vitales, il en est qui ne nient pas des modes d'être divers de ces propriétés, les maladies spécifiques. Bichat n'avait pas complètement détruit cette idée, que les propriétés vitales peuvent être *perverties*. Ceux-là néanmoins s'empressent avant tout de rechercher le tissu affecté, la nature de la cause extérieure qui a agi. La conséquence de la doctrine anatomique est pourtant que des organes, qui ne sont doués que de plus ou moins de sensibilité et de contractilité, ne varient dans leur manière d'être et d'agir qu'en plus ou en moins, ou dans des degrés d'actions matériellement appréciables.

L'hypothèse de Broussais se charge de prouver qu'en effet la maladie est un degré de la santé, et que les maladies ne diffèrent entr'elles que du plus au moins. *L'Irritation* est le dernier mot de la théorie pu-

rement anatomique. Elle dit le sens qu'il faut attacher
au mot *Vie*. Ce mot caractérise bien l'effet de l'antagonisme qui existe entre l'être et son milieu, et le
genre de communication des parties vivantes entre
elles : il a pour terme opposé la faiblesse. Mais dans
cette dualité la faiblesse a peu d'importance. La faiblesse, dans Broussais, a le rang analogue à celui
de la *sthénie* dans Brown.

Irritation veut dire exaltation anormale de l'irritabilité, de l'irritabilité seulement, car la sensibilité
n'est qu'une conséquence de l'irritation. Les agens
qui mettent en jeu l'irritabilité sont excitans. L'excitation qui sort des limites naturelles devient irritation.
La vie ne s'entretient que par l'excitation. L'irritation
n'est pas étudiée par M. Broussais d'une manière abstraite comme *l'excitement* par Brown. Elle est plus
attachée, si c'est possible, aux organes et aux tissus.

Les agens extérieurs stimulent incessamment la peau
et les membranes muqueuses. L'excitation qui s'ensuit porte sur les extrémités nerveuses, se répète au
cerveau qui la réfléchit de toute part. Les liquides
circulans, les mouvemens de la Chimie organique
sont les autres influences excitatrices. Tous les actes
sont des effets d'exaltation qui se transmettent au loin
par les nerfs qui y participent.

L'examen des causes prouve qu'elles sont toutes excitantes, alors même qu'on serait tenté de croire à la
présence de la débilité. L'irritation est la conséquence
de la soustraction des excitans comme l'effet immédiat
de leur exagération. L'infection primitive des hu-

meurs est une hypothèse inadmissible, et les virus
n'engendrent pas des maladies sans produire l'irritation.

Les changemens qui suivent l'irritation sont : l'augmentation de mouvement, l'appel des fluides, l'inflammation ; et la partie est menacée de désorganisation, de gangrène, de suppuration, d'induration
rouge, quelquefois l'induration reste chronique. La
douleur indique que l'irritation s'est transmise au-delà
de la partie affectée. L'organe qui perçoit la douleur
irrite une foule d'autres organes qui lui renvoient à
leur tour de l'irritation, et la première inflammation
est souvent perdue au milieu de ces changemens.
C'est ainsi que les *fièvres* ne sont que des inflammations méconnues. La même phlegmasie peut présenter des effets secondaires nombreux. Quand l'irritation
élimine le sang qu'elle a attiré dans les organes, il y a
hémorrhagie. L'irritation annonce la sérosité, altère
la nutrition diversement, suivant le tissu affecté,
produit des dégénérations de toute espèce qui ne sont
que des modes d'irritation.

L'inflammation ne diffère que suivant l'état anatomique du tissu qui est malade.

VII. Cette Doctrine a poussé à approfondir toutes
les nuances d'organisation, toute la diversité de l'aspect anatomique sain et malade ; à observer ce qu'il
y a de commun au point de vue matériel à toutes les
fonctions, à toutes les maladies. Elle a fait réfléchir
sur la qualité excitante d'une foule de causes exté-

rieures et sur les causes anatomiques des affections
morbides. Enfin, elle a fait découvrir le point de départ de beaucoup d'états généraux qui, avant l'anatomie pathologique, avaient une existence distincte
comme états généraux ; et l'exagération même de ses
partisans a eu ses avantages.

Broussais, c'est encore Brown, mais Brown retourné. Broussais *qualifie* la vie *d'irritation*, c'est-à-
dire, d'injection capillaire du réseau artériel. Mais
il n'a aperçu que des degrés de vie, des nuances
d'irritation ; et par cela même il a composé un système sinon complètement vrai, au moins simple et
facile à saisir.

En supposant que Broussais eût bien *qualifié* la vie
dans *sa nature*, il resterait à prouver que tous les actes se résolvent en irritation. Il ne suffit pas de dire
que les phénomènes fonctionnels ont des circonstances
communes ; il faut déterminer aussi, autant que possible, qu'ils ont quelque chose de spécial. Or, c'est
sur ce dernier point surtout que la doctrine de l'irritation laisse le plus à désirer. Sous ce rapport, Broussais a pour analogue M. Geoffroi St. Hilaire, dans la
science des animaux.

Maintenant j'ajoute que l'hypothèse de l'irritation,
expression du principe d'antagonisme, ne rend en
aucune manière la vie telle que nous commençons à
la sentir et à la comprendre aujourd'hui.

Mais il reste aussi à Broussais la gloire d'avoir réalisé une coordonnation de faits, dans une époque où il
n'y avait que des chercheurs de faits ; d'avoir entraîné

presque passivement la majorité des médecins dans
une théorie, lorsque tous se vantaient de n'obéir
qu'aux faits et de repousser les théories pour embrasser l'observation.

ARTICLE TROISIÈME.

Doctrine du Contre-Stimulisme. — Rasori.

VIII. Rasori provoquait en Italie un mouvement
d'idées correspondant à celui de Broussais en France.
Sa doctrine, fille du Browisme, sans avoir la prétention systématique de celui-ci, consacre néanmoins
une première abstraction générale, qui est une manière de voir la vie et de diviser les maladies, semblable à celle du médecin Écossais. L'École Italienne
sentit d'abord le besoin de se mettre d'accord avec des
faits d'expérience pratique, avec lesquels Brown était
en opposition. Ensuite elle infirma plusieurs de ses
principes, savoir : que toutes les puissances appliquées à la fibre vivante sont Stimulantes ; que la *faiblesse indirecte* est la cause du plus grand nombre de
maladies. Rasori découvre le *Contre-Stimulus* et montre la prédominance des maladies par excès de stimulus sur les autres. Il prouve que l'inflammation est
toujours *sthénique* ou qu'elle consiste en excès de
stimulus, et que le plus grand nombre de maladies ou de fièvres dérive de quelque inflammation
aiguë ou chronique. A côté de ces résultats, se placent

les recherches qui établissent que l'organisme trouve quelquefois la source d'un stimulus excessif dans l'état de contre-stimulus, et crée des processus phlogistiques au milieu de la dépression vitale. L'étude de la douleur démontre qu'un état de contre-stimulus est attaché à la présence de la douleur même. Enfin, les idées sur la *diathèse* et la distinction des maladies par excès ou défaut de stimulus, d'avec celles qui sont *irritatives* ou par désordre local, caractérisent aussi et font ressortir la valeur de la doctrine Italienne.

Ainsi Rasori affirme que plusieurs substances ont une action diamétralement opposée à l'action stimulante et détruisent le stimulus excédant, même sans évacuation, et qu'appliquées au-delà du besoin, elles produisent des maladies qu'on ne peut vaincre que par l'augmentation des stimulans; que les contre-stimulans, comme la saignée, les purgatifs, guérissent un état morbide qui provient d'excès ou de diathèse de stimulus, et que réciproquement les stimulans sont le remède de l'état de contre-stimulus; que la *tolérance* pour les autres stimulans est en rapport avec l'intensité de la diathèse de stimulus ou de contre-stimulus, et que la tolérance dit mieux que les symptômes la mesure de la diathèse.

IX. L'*Incitabilité*, disent les Italiens, est la propriété distinctive des corps vivans : c'est par elle que les excitans produisent dans les différentes parties du corps, la sensation, la contraction et l'expansion.

Elle réagit différemment suivant les tissus, et pour

cela elle a besoin de stimulans auxquels elle répond proportionnellement. La variété des excitans augmente son énergie. Elle va sans cesse en s'affaiblissant. Elle réagit avec d'autant plus de force, que l'action des stimulans précédens est moindre, et réciproquement.

La *Diathèse* est une altération profonde de l'incitation, qui ne peut plus être détruite par la seule modification des choses extérieures qui ont amené la maladie. Elle peut ne pas être proportionnelle à la stimulation extérieure. La diathèse est un processus, un travail qui, une fois produit, s'entretient de lui-même. Il y a deux diathèses : l'une de stimulus et l'autre de contre-stimulus, et les degrés en sont infinis. Toutes les maladies dynamiques qui dépendent de l'altération de l'incitation appartiennent à l'une ou à l'autre de ces diathèses.

Dans la diathèse il existe toujours un travail morbide profond et permanent. Elle n'est pas un effet immédiat des causes, mais d'un processus qui se fait pendant et après l'action de ces causes. Découvrir la diathèse, voilà le but du médecin. La diathèse est permanente jusqu'à la fin de la maladie, même au milieu de l'atonie la plus marquée. Et comme presque toutes les maladies sont inflammatoires, il faut toujours la combattre par le contre-stimulus.

Le troisième état morbide, nommé l'*irritation*, est une altération de qualité qui provient de tout ce qui amène une action vicieuse locale. Elle n'est détruite que par l'expulsion, l'éloignement de la cause ; les

stimulans et les contre-stimulans ne conviennent pas ;
elle est un état purement local, quoique la sympathie
puisse la disséminer dans le reste de l'économie.

L'affinité par laquelle les causes agissent sur tel organe plutôt que sur tel autre, fait ce que l'École Italienne nomme la *condition* pathologique. C'est l'état
local qui est associé à l'état général et en est une
partie.

La *forme* morbide est l'ensemble des symptômes de
l'un et de l'autre.

La thérapeutique est fondée sur ce principe, que
presque toutes les maladies résultent d'un excès de
stimulus, et qu'il faut les traiter par les contre-stimulans. L'École Italienne considère la plus grande partie des médicamens comme ayant cet effet.

Elle distingue l'effet immédiat qui s'observe sur le
corps sain, de l'effet secondaire qui se manifeste dans
l'état pathologique. Le premier est toujours le même,
le second varie suivant les conditions dans lesquelles
se trouve le sujet. C'est pourquoi les classifications
d'après les effets secondaires sont fausses.

Trois classes de médicamens correspondent aux
trois classes de maladies.

Ceux qui dépriment ou augmentent l'excitabilité
ont action élective ou locale en même temps que générale.

Sous ce titre d'*irritans* sont placés les agens chimiques ou mécaniques qui agissent en produisant
un dérangement local.

Si la maladie est par excès de stimulation, on peut

administrer des contre-stimulans à des doses qui ne seraient pas supportées dans l'état de santé ; et cette dose sera d'autant plus grande que l'excès de stimulation sera porté à un plus haut degré. Ainsi pour les stimulans. A mesure que la diathèse diminue, le système vivant a un moindre pouvoir pour tolérer la même dose du médicament. Si l'emploi des contre-stimulans a été trop prolongé ou trop fort, il s'établit une diathèse de contre-stimulus. L'estomac est le premier à ressentir l'effet du contre-stimulus ; le cœur et le cerveau s'en ressentent.

La diathèse peut s'affaiblir pendant que les symptômes se maintiennent au même point ou augmentent. Alors, si la *tolérance* diminue, craignez qu'il ne se forme des altérations graves.

X. Vous retrouvez ici, comme dans Brown, l'*incitabilité*, cet être abstrait, *indivisible*, et en même temps susceptible d'augmentation et de diminution ; propriété qui n'est que réactive aux agens externes.

Vous y remarquez la dichotomie arbitraire de sthénie et d'asthénie. La diversité de nature est nulle, comme dans Brown et Broussais. Il n'y a point de spécifiques : presque tous les effets médicamenteux sont plus ou moins contre-stimulans, presque toutes les maladies inflammatoires. Seulement, les Italiens ont sur Broussais l'avantage d'une matière médicale beaucoup plus riche en moyens déprimans.

Ici, les altérations organiques sont négligées et mal interprétées, parce qu'à l'incitabilité ils rapportent presque exclusivement les phénomènes de mouvement et de sensation , et qu'il est peu question des actes qui altèrent la composition et la forme des parties.

Rasori se rapproche davantage de Brown et s'éloigne de Broussais sur le fond des maladies et sur l'étude de la diathèse. Chez lui , la localisation est subordonnée à l'unité , et dans Broussais au contraire, la localisation est le fait principal.

Cette doctrine n'a été remarquée , surtout en France, que par sa thérapeutique , par les contre-stimulans et l'administration à haute dose du tartre stibié. Son influence s'est bornée à peu près à inspirer le goût des expérimentations pratiques.

CHAPITRE VIII.

——◆◆◆——

ÉCLECTISME NOUVEAU.

——

I. Je vous ai exposé les conceptions successives qui ont été émises sur l'*être* en général, et en particulier sur l'*homme*; et par là´ j'ai voulu vous convaincre qu'à toutes les époques, l'Intelligence humaine a aperçu d'une manière de moins en moins vague et indécise, les diverses faces de *ce qui est*. Toujours la face matérielle et la face non matérielle, ou les faits généraux et les faits locaux ont été conçus distincts, comme deux élémens séparés, antagonistes ou prédominant alternativement l'un sur l'autre. Vous vous êtes aperçus que l'activité, l'influence de cause avait été accordée ou au monde extérieur, ou à l'être séparément ; et dans le monde extérieur, à chaque circonstance isolée, plutôt qu'à leur *association*. On a pris abstractivement dans ces circonstances, tantôt les qualités spécifiques, tantôt les qualités excitantes, tantôt les qualités débilitantes exclusivement. Et dans l'être, l'influence de cause a été donnée isolément soit à l'élément matériel ou anatomique, soit à l'élément spirituel ou métaphysique ; et tantôt à un dédoublement de l'élément spirituel lui-même, tantôt enfin à une des divisions de l'élément matériel.

Ainsi toujours morcellement ou spécialisation croissante des mêmes faits fondamentaux, dédoublement progressif des deux Doctrines qui les embrassent toutes. A cette condition, chacune d'elles a pu être approfondie dans ses variétés.

Dans l'une, cette variété répond à celle des circonstances matérielles qu'on a élevées successivement au rang de cause des phénomènes de la vie. Les humeurs et leur composition chimique, les solides et leurs qualités physiques ordinaires, le système nerveux, le système vasculaire ont été successivement, et par tour, la source exclusive des actes des corps vivans. Dans l'autre, des principes déifiés, transformés ensuite en substances spirituelles, en causes demi-spirituelles ou métaphysiques, enfin en forces purement abstraites, telle est la diversité des manières de voir l'*être*.

Et les plus hautes généralisations n'ont été et ne sont encore que des dualités.

Ce qui est renferme donc l'unité et la diversité, l'ordre et le morcellement, puisque c'est en lui que tous les systématiques ont puisé les faits à l'aide desquels ils ont constitué les doctrines contraires. Oui, sans doute ; mais je vous ai dit assez à quelles conditions intellectuelles, ils avaient fait leurs nombreuses systématisations. Ce n'est qu'à l'aide du principe que j'ai formulé en commençant et que je vous ai donné pour mesure, que vous savez comment chaque système est justifiable, est vrai dans son temps. C'est par ce principe seulement que vous voyez que l'ordre règne dans le mouvement de la Science, lorsque sans lui on ne verrait que chaos. Ce n'est que par lui enfin, que vous prouvez le progrès et que vous annoncez le passage de l'abstraction à la réalité, que vous réconciliez la diversité et l'unité. Le principe qui associe cesse d'en faire deux entités, il change l'idée de cause et d'effet. Partout où vous avez vu une cause exclusive, vous constatez par lui un concours d'influences, et c'est le mode d'association qui qualifie le phénomène.

II. Maintenant ni l'un ni l'autre des principes généraux aperçus par la raison humaine naissante, plus nettement exprimés dans Platon et Aristote, subdivisés par des transformations graduellement avancées jusqu'au temps où nous vivons, n'a puissance d'inspirer de nouvelles découvertes, des travaux d'une utilité capitale. Les Savans vivent de leur acquis, s'agitent sur eux-mêmes, n'avancent pas, et par conséquent reviennent plus ou moins sur ce qui a été fait. Ils entassent dans des dictionnaires et des journaux qui sont aussi des dictionnaires, les richesses du passé : on dirait des espèces d'Industriels qui vivent de petites affaires et non de grandes spéculations.

On se fusionne, on se mêle, l'hostilité intellectuelle

se calme, on est éclectique. M. Broussais lui-même,
ne semble plus qu'un vieux retraité de la science.
La Seine glacée ne fait que réfléchir, comme un
miroir, les monumens qui la bordent.

Et cependant un mouvement de rénovation se prépare ; et je puis répéter, avec plus de raison que
Barthez, les paroles de Bacon : *nova instauratio
facienda est ab imis fundamentis.* La fermentation
intellectuelle est profonde, intime, cachée ; peu à
peu vous la verrez se manifester avec énergie et
vivacité. Auprès des Spiritualistes, la Matière a con-
quis ses droits. L'anatomie et la chirurgie ont pris
place dans l'estime de tous. Auprès du Matérialiste,
l'esprit commence à se réhabiliter ; le besoin d'une
systématisation nouvelle est instinctivement sentie.
Les hommes de Science générale reparaissent.

En Allemagne, un nouveau Spinosisme se prépare
à régner : il remue sourdement les intelligences et
les pousse, non plus vers une unité purement philosophique, morte, abstraite et sans fécondité ; mais
vers une harmonie vivante, vers une Théorie scientifique sociale, un principe de Vie universelle. Là
aussi, l'Éclectisme se transforme pour devenir la
Doctrine de l'association. Moi-même, je vous montre
ici ce passage et j'essaie de fixer devant vous, les bases
d'une Théorie médicale encore incomprise, mais
désirée et instinctivement recherchée. Partout cette
Théorie doit se résumer en ces mots : *Ce n'est pas
l'IRRITATION qui est la vie, c'est l'ASSOCIATION.*

III. D'une autre part se présente l'Homœopathie ou la médecine des infinimens petits, symptôme d'avenir qui, pour la foule critique, n'a pas sa véritable signification. Et non seulement l'Homœopathie est méconnue des autres, mais elle s'ignore elle-même. Elle n'a pas ou plutôt elle ne connaît point son principe ; elle est une pratique sans théorie. Quand le moment sera venu, je vous montrerai quelle est sa place dans la Doctrine médicale de l'Association.

Elle dit : la totalité des symptômes, voilà ce qui doit occuper exclusivement le médecin. La guérison aura lieu quand il les aura fait disparaître. Pour cela, il doit donner les médicamens qui produisent chez l'homme sain, un état analogue à celui qu'on observe chez l'homme malade. Quant à la cause de cet effet, Hahnemann avait prétendu que de deux maladies semblables, la plus forte détruit la plus faible, et qu'alors le médecin qui peut proportionner l'action des médicamens, guérit en ne leur laissant qu'une force un peu plus grande que celle des symptômes à combattre. Leur action d'ailleurs, s'éteint après la guérison. Aujourd'hui quelques-uns de ses partisans rejettent cette explication sans en donner une autre. C'est le principe *similia similibus curantur* qui est la base de la thérapeutique ; ils l'opposent au *contraria contrariis* du passé.

La force d'un médicament n'est pas seulement dans la dose, mais aussi dans la *dilution*, et plus une même dose de médicament est étendue dans une *menstrue*, plus ses effets sont grands.

18

Pour connaître la vertu des agens thérapeutiques, il faut les essayer sur l'homme sain, et là, comme chez le malade, ils seront administrés à doses infinitésimales.

Chaque symptôme a son remède direct et qui ne peut être remplacé par un autre, car les substances sont toutes spécifiques.

Telles sont les idées des Homœopathes sur les maladies aiguës et la thérapeutique. Les maladies chroniques ne constituent pas des affections distinctes. Elles sont toutes dues, excepté la *syphilis* et la *sycose*, à un virus particulier analogue à celui de la gale et qui porte le nom de *psore*.

IV. Voilà un Empirisme qui, dans un temps de défiance ou de mépris pour les Théories, trouvera de nombreux partisans. Les expérimentations thérapeutiques donneront bientôt un aliment à l'intelligence de ces observateurs nombreux qui ont épuisé la mine de l'Anatomie pathologique.

La *spécificité* abandonnée va reprendre faveur, grâce à l'Homœopathie. Toutefois la manière dont elle doit être comprise aujourd'hui, n'est pas définie encore. Nul doute qu'on ne retombera point dans les idées métaphysiques des Vitalistes, sur la spécificité des élémens. C'est sur la manière de voir la spécificité nouvelle, que repose tout l'intérêt théorique des recherches que l'on va faire. J'ai fixé ailleurs en passant le sens de ce mot d'après ma conception médicale, et dans un autre moment je lui accorderai le développement qu'il mérite ; il me suffira de dire à-présent que toute spécificité se traduit, pour moi, en un MODE D'ASSOCIATION. Pour arriver là , les Homœopathes doivent se dégager des entraves Spiristualistes que leur a laissées leur Maître.

L'Homœopathie en séparant rigoureusement la doctrine des *semblables* de celle des *contraires* , paraît admettre une dualité qui ne peut pas subsister. Le principe ancien doit être interprété et peut l'être facilement, dans beaucoup de circonstances, au profit du principe d'ASSOCIATION. La thérapeutique des contraires n'exprime que l'état inférieur de la thérapeutique d'harmonie, des analogues ou des semblables.

L'Homœopathie en prouvant que les médicamens ont une action incontestable à des doses infiniment petites , rappelle l'attention vers des modifications , dans lesquelles le changement ne réside pas principalement dans les qualités physiques ou anatomiques ; elle ramène à l'activité propre, et en cela elle réveille l'idée des *modes de sentir*. L'*Esprit* se fait donc jour sous une autre forme dans la Science , à côté de ce qui fut appelé le *magnétisme animal*.

Enfin , selon moi, l'Homœopathie intéresse surtout la Théorie de l'ASSOCIATION, en constatant l'influence du *mode de préparation* , de l'assortiment , de l'arrangement des molécules pour l'effet curateur. Car , le principe d'*Association* remplacera celui de *morcellement* , qui veut que l'on rapporte à *un élément actif spécial* la vertu d'une substance médica-

menteuse. Il prouvera que cette vertu dépend du mode
d'association de ce qu'on a nommé les élémens ;
car il regardera les propriétés comme un résultat
de la combinaison ou de l'association de tous.

V. Ainsi la conception médicale nouvelle unit la
diversité des doctrines par un lien commun.

Ainsi l'Attraction Newtonienne animée, rendue vivante, exprime la puissance active, graduellement
plus parfaite des êtres, et dans l'homme, la série des
pouvoirs qui l'harmonisent avec le monde extérieur.

Toute fonction, tout phénomène est un fait d'attraction, d'association.

Et ceux qui m'écoutent, ceux qui me lisent offrent à
mes yeux, sous le rapport intellectuel, la série ascendante dont je viens de parler et que je retrouve
partout. Les uns ne me comprendront pas. Ils sont,
par rapport à moi, au minimum d'association intellectuelle. D'autres me suivent instinctivement, ils
sont *disposés* à m'entendre et à s'harmoniser avec mes
idées. Il en est qui me comprennent et commencent
à vivre de la vie d'association : ils me cherchent et
se pressent autour de moi. Enfin, les moins nombreux sont ceux qui ont assez d'activité propre pour
marcher d'eux-mêmes à mes côtés. Ceux-là n'ont pas
besoin d'attendre que la Statue soit complétement dégagée du marbre et polie *jusqu'à l'ongle,* pour reconnaître son existence et admirer la beauté de ses formes et de son expression. Ils en voient la tête, un

membre, à peine sortis du bloc, et ils l'ont comprise. L'image en est dessinée dans leur esprit ; ils trouveront d'eux-mêmes peut-être, le pouvoir de la retracer aux sens et à l'intelligence des autres.

VI. C'est assez sur le Passé de la Science. Je vais montrer aux hommes qui aiment la *matière* autant que l'*esprit*, une autre application de la conception qui les combine avec égalité. Je leur dirai comment j'aperçois le Couple humain à travers le prisme nouveau, et devant eux je l'exposerai vivant.

FIN DE LA PREMIÈRE PARTIE.

TABLE.

SECTION PREMIÈRE.

Pages

CHAP. I. Nécessité d'une théorie...................... 7

CHAP. II. Coup-d'œil sur le *Vitalisme* ou Spiritualisme
médical.
ART. 1. *Vitalisme* proprement dit.................... 21
ART. 2. Concessions graduelles du *Vitalisme*.......... 42

CHAP. III. Coup-d'œil sur l'*Organicisme* ou Matérialisme
médical.
ART. 1. *Organicisme* proprement dit.................. 60
ART. 2. Modifications de l'*Organicisme*.............. 79

CHAP. IV. *Éclectisme* ou transition ; son insuffisance... 89

CHAP. V. Conception ou hypothèse ; méthode.......... 96

CHAP. VI. Spiritualisme et Matérialisme combinés ; Doctrine de la *VIE UNIVERSELLE*.................. 106

SECTION DEUXIÈME.

CHAP. I. Enfance de la Médecine.
ART. 1. Indiens. — Perses. — Égyptiens.............. 126
ART. 2. Grecs et Romains. — ESCULAPE.............. 132
ART. 3. Réaction des Philosophes contre la conception de
la pluralité ; recherches vers l'unité de cause. —
HIPPOCRATE (450 *av. J.-C.*).............. 137
ART. 4. Hébreux. — MOÏSE...................... 156
CHAP. II. Transition Éclectique. — École d'Alexandrie.
GALIEN (160 *après J.-C.*)..................... 159

CHAP. III. Adolescence de la Médecine. — Peuples de l'Occident. — PÈRES DE L'ÉGLISE............ 167

CHAP. IV. Adolescence de la Médecine. — Peuples de l'Orient.

ART. 1. Arabes. — AVICENNE (1000)............... 174

ART. 2. Réaction matérialiste en Occident. — *Arabistes.* 177

CHAP. V. Spécialisations successives des deux Systèmes.

ART. 1. Réaction vers un Matérialisme nouveau. — PARACELSE (1526); VANHELMONT (1621)........... 183

ART. 2. Première forme régulière du Matérialisme médical. Le *Chimisme.* SILVIUS DE LE BOË (1658)... 191

ART. 3. Seconde forme systématique du Matérialisme médical. Le *Mécanicisme.* BAGLIVI (1695)........ 200

CHAP. VI. Apogée et déclin du Spiritualisme médical. — Progrès de l'Organicisme.

ART. 1. *Animisme* ou Vitalisme de STALH (1708)..... 208

ART. 2. Autre forme systématique du Matérialisme médical. — HOFFMANN (1708).................... 216

ART. 3. Vitalisme des Demi-Stahliens. Deux causes actives substantielles. — SAUVAGES (1734)......... 221

ART. 4. Transformation métaphysique du Vitalisme substantiel. — École de BARTHEZ (1773).......... 224

ART. 5. Autre forme du Matérialisme : *Organicisme.* — Puissances purement réactives. — HALLER (1747) 233

CHAP. VII. Autres formes de l'Organicisme.

ART. 1. Doctrine des propriétés vitales et de la localisation. — BICHAT (1797)..................... 245

ART. 2. Doctrine de l'irritation. — BROUSSAIS et les *Anatomo-Pathologistes*...................... 249

ART. 3. Doctrine du *Contre-Stimulisme.* — RASORI.... 255

CHAP. VIII. Éclectisme nouveau................ 261

FIN DE LA TABLE.

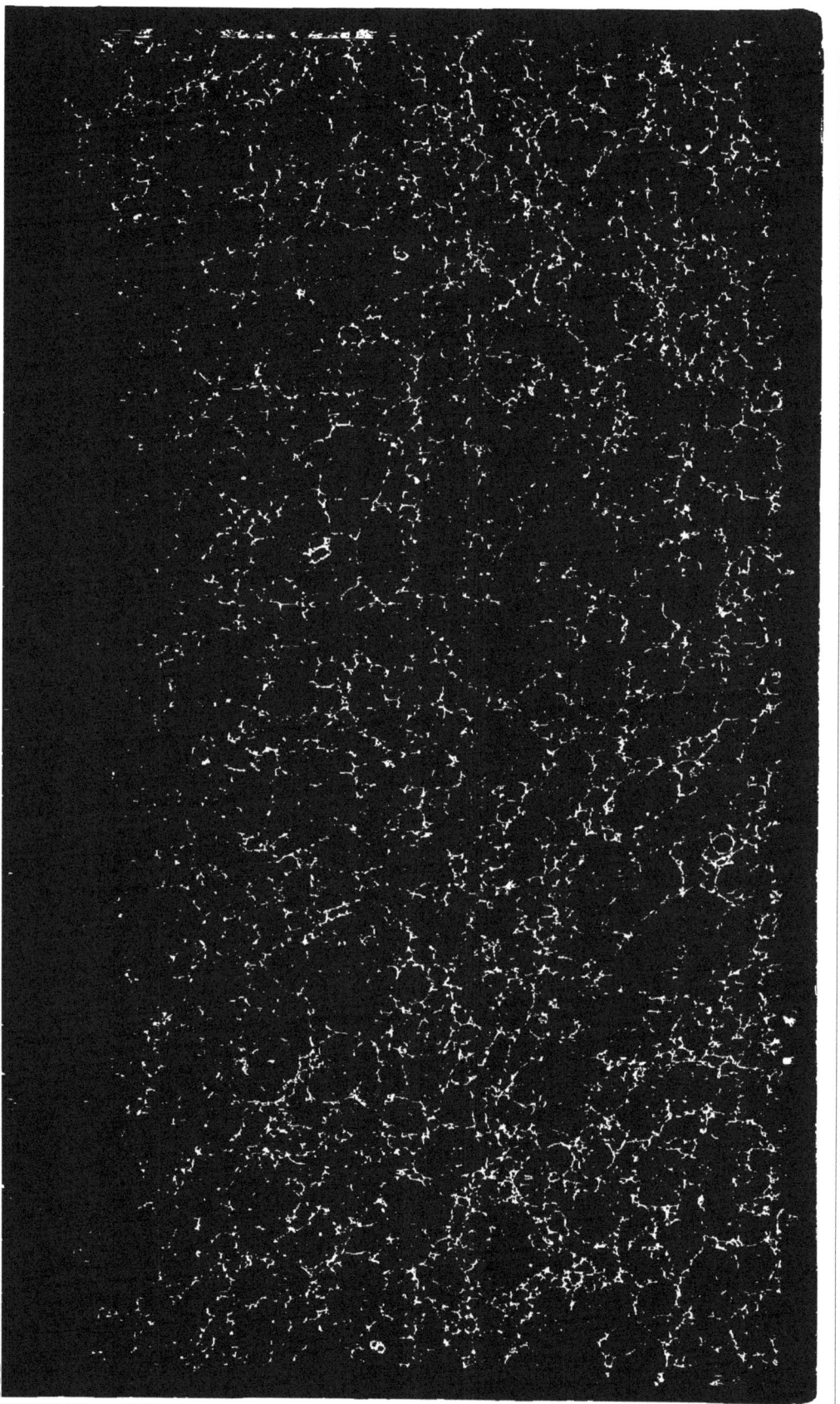